Monika Heller-Meier

Multimediales Lernen im Spitalalltag
zeitlich und örtlich unabhängig

CIP-Kurztitelaufnahme der Deutschen Bibliothek:
Monika Heller-Meier: Multimediales Lernen im Spitalalltag

Die Deutsche Bibliothek verzeichnet diese Publikation in der deutschen Nationalbiografie. Detaillierte bibliografische Angaben sind im Internet unter http://dnb.d-nb.de abrufbar.

1. Auflage 2017
hpsmedia, Hungen
ISBN: 978-374481045-6

hpsmedia
Reihe Pflegewissenschaft
An den Hafergärten 9
35410 Hungen
www.hpsmedia.info

Umschlagfoto: GaudiLab

Layout&Satz: *hpsmedia*
Herstellung und Verlag:
BoD - Books on Demand, Norderstedt

Inhalt Teil 1

VORWORT

Bereits bei der Erarbeitung meines Buches „Wissensorientierte Spitalführung, effizientes Lernen und Arbeiten mit Computerunterstützung" war mir klar, dass im Gesundheitswesen weitere Herausforderungen auf uns warten. Die Entwicklung in den Bereichen „Anspruch auf das Wissen in der Welt", „Die digitale Welt im Gesundheitswesen" und „Das globale Bildungsmanagement im Spital" unaufhaltsam weiterging, entschied ich mich als erstes eine Literaturrecherche über diese Themen zu erarbeiten. Es entstand eine neue faszinierende Idee mit dem Grundgedanken, das Thema „Mobiles Lernen" zu erarbeiten.

Durch diese Entwicklungen werden sich die heutigen Standards verändern. Wichtig ist daher, im Spital die moderne Pädagogik mit ihren neuen Lernformen in den Alltag zu integrieren. Im Spitalalltag müssen bedarfs- und lösungsorientierte Anwendungen für das bestehende System entwickelt werden.

Im täglichen Leben kann beobachtet werden, dass die Aktualisierung der Anwendungen durch revolutionäre, technische Möglichkeiten unaufhaltsam weitergeht. In atemberaubender Geschwindigkeit vollziehen unterschiedliche Gerätschaften ein technisches Zusammenwachsen.

Der Anspruch an ein Spital begründet sich aber nach wie vor in einer kompetenten Institution gut behandelt und gut informiert zu sein. Anhand eines Konzeptes erarbeitete ich eine Lernplattform auf elektronischer Basis als Demoversion. Diese wurde mit Bildern visualisiert. Durch diese Interventionen ergab sich die Möglichkeit der Umsetzung.

Ich danke Frau Caroline Nyfeler und Herr Dr. med. Jürg Gurzeler für das Studium der wissenschaftlichen Texte und des Fragebogens über das Thema „Mobiles Lernen" und das entgegengebrachte Vertrauen, dieses Thema im Spital Zofingen bearbeiten zu dürfen.

Ganz herzlichen Dank gilt all jenen Menschen, die mir während dieser Arbeit immer wieder beigestanden sind.

1. Einleitung

Der Themenkreis „Lernen" im Wissensmanagement wird vermehrt zum Lernen mit allgegenwärtigen Systemen und sozialen Medien genutzt. Wir werden unser Wissen weiterhin über informationstechnologische Zugänge erlangen können. Soziale Medien stehen schon heute für die Allgegenwärtigkeit von Informationen und werden daher auch zu einem Interessensschwerpunkt im Gesundheitswesen. Es stehen Fragen im Vordergrund, wie diese sozialen Media-Plattformen zukünftig funktionieren müssen und welche technologischen-didaktischen Anforderungen erfüllt sein sollten, damit diese für die flexiblen Lernprozesse fruchtbar gemacht werden können. Es ist eine besondere Herausforderung, durch zugeschnittene Medien nicht nur lebenslang, sondern auch in unterschiedlichen Kontexten zu lernen (vgl. digital-lernen).

Dieses Thema ist nicht isoliert im Schweizer Gesundheitswesen zu betrachten. Die WHO empfahl im Jahr 2011 ebenfalls, eine multisektoriale Zusammenarbeit anzustreben und gemeinsame und evidenzbasierte Standards und Normen für E-Health zu etablieren. Wie vielfältig die Informations- und Communications-Technology (ICT) in der Grundversorgung eingesetzt werden kann, zeigt die Fülle von Beispielen weltweit. Wirkungsorientierte Studien für effektive E-Health-Innovationen gibt es derzeit noch zu wenige. Lange Zeit war die Entwicklung von E-Health technologiegetrieben. Damit die Patienten ICT-gestützte Gesundheitsversorgung nutzen, müssen diese nicht nur evaluiert werden, es braucht auch bedarfs- und lösungsorientierte Anwendungen.

Chancen

- ICT bietet grosses Potenzial, dem Mangel an Gesundheitspersonal entgegenzu wirken und bislang Unerreichte und Unterversorgte in die Gesundheitsversorgung einzubinden.

- Durch M-Health kann man Kosten für Diagnose und Behandlung reduzieren und so mehr Patienten behandeln.

- Patienten, Ärzte und Dienstleistungen können effektiv überprüft und Veränderungen frühzeitig wahrgenommen werden.

- Patienten werden durch Zugang zu Informationen und Möglichkeiten des Aus tauschs gestärkt.

Risiken

- Das Wissen über die zahlreichen E-Health-Innovationen wird noch zu wenig geteilt (Best Practice) und die Produkte zu wenig evaluiert (Lessons learned), so dass Qualität und Nachhaltigkeit oft nicht nachgewiesen werden können.

- Der persönliche Kontakt, der vor allem bei chronisch Kranken sowie Älteren wichtig ist, geht zum Teil verloren.

- Die Fernbeobachtung und Telemedizin fordern von Ärzten neue Kompetenzen und setzen fähige Patienten voraus, was nicht bei jedem Krankheitsbild oder Bildungsstand gegeben ist.

Um die Trendwende in der Gesundheitsversorgung effektiv zu gestalten, wird eine stärkere Zusammenarbeit von öffentlicher und privater Hand in Forschung und Umsetzung immer wichtiger (vgl. Doc Handy, Trendreport).

Dass dies eine grosse Herausforderung für das Gesundheitswesen ist, steht fest. Die demografischen Gegebenheiten einer Gesellschaft in Bezug auf die neuen Medien und Techniken müssen daher im Auge behalten werden. Es ist wichtig, die neuen Medien in der Pflege und Medizin in Bezug auf die Prävention und Gesundheitsförderung entsprechend zu fördern. Da praxisnahe Informationen in elektronischer Form zu diesen Gebieten weitgehend fehlen, müssen diese erarbeitet werden. Die ältere Generation ist ebenfalls aufgefordert, sich mit den neuen Medien auseinander zu setzen. Die Schulen sind zwar auf dem richtigen Weg, aber die Medienarbeit muss weiter entwickelt werden, da die Technologien sich rasant vorwärts bewegen. Bei Beachtung dieser Punkte in der Prävention wird das Gesundheitssystem gestärkt, was ebenfalls einen substantiellen Beitrag zur Verbesserung der Gesundheit der Bevölkerung leistet. Die zentrale These dieser Arbeit ist, dass sich die Gesellschaft durch die Bildung in diesen Themenbereichen weiterentwickeln kann.

Im folgenden Kapitel werden als erstes die Theorien über Globalisierung, mobiles Lernen, mobiles Lernen im Gesundheitswesen und im Spital beschrieben.

Im dritten und vierten Kapitel wird beschrieben, wie eine Idee zur Weiterentwicklung einer Wissensplattform angeregt wurde sowie welche Möglichkeiten und Grenzen sich bei einem solchen Beispiel aufzeigen. Im fünften Kapitel werden anhand von Empfehlungen verschiedene Anregungen gezeigt, die hilfreich sein können, um diese grosse Herausforderung positiv zu gestalten.

Das Schlusskapitel bietet eine Zusammenfassung und Ausblick für die Weiterentwicklung dieser Idee des mobilen Lernens.

Diese Arbeit richtet sich an Mitarbeitende in Spitälern, die als Vorarbeit für ein komplexes Thema eine Situationsanalyse angehen möchten und erste Schritte erproben für eine definitive Umsetzung.

Im EDV-Bereich werden zahlreiche Ausdrücke auf verschiedene Arten geschrieben. Wir verwenden in dieser Arbeit die zurzeit meist verwendeten Trends wie E-Health, E-Learning, E-Tutor etc.

2. THEORIE DER BEGRIFFLICHKEITEN GLOBALISIERUNG UND MOBILES LERNEN

Im folgenden Teil betrachten wir die verschiedenen Elemente der Globalisierung, mobiles Lernen und das Netzwerk vom Lernen. Mobiles Lernen im Gesundheitswesen und im Spital sind weitere Themen, welche wir in unsere Betrachtungen einbeziehen.

2.1 GLOBALISIERUNG

Das Wort „global" ist aus dem Lateinischen und bedeutet soviel wie Kugel. Im übertragenen Sinn heisst das erdumfassend oder gesamt. Die Enzyklopädie „Wikipedia" bietet folgende Begriffserklärung über die Globalisierung:

„Die Globalisierung ist der Vorgang der zunehmenden weltweiten Verflechtung in allen Bereichen (Wirtschaft, Politik, Kultur, Umwelt, Kommunikation etc). Diese Verdichtung der globalen Beziehungen geschieht auf der Ebene der Individuen, Gesellschaften und Staaten. Als wesentliche Ursachen der Globalisierung gelten der technische Fortschritt, insbesondere in der Kommunikations- und Transporttechnologien, sowie die politischen Entscheidungen zur Liberalisierung des Welthandels" (vgl. Globalisierung, 2013).

2.1.1 SCHWEIZER GESUNDHEITSAUSSENPOLITIK

Im Jahre 2006 veröffentlichte die Schweiz als erstes Land eine nationale Strategie zur globalen Gesundheit. Heute zeigt auch der Vernehmlassungsprozess der Schweizerischen Gesundheitsaussenpolitik (GAP) vom 9. März 2012 auf, dass der Bundesrat vor Gesundheitsfragen nicht halt macht. Spätestens in sechs Jahren soll dieser Vertrag wieder überprüft werden. Diese Vereinbarung regelt sämtliche Kontakte mit dem Thema Gesundheit zwischen Nachbarländern, Europapolitik, aber auch die Entwicklungspolitik mit den ärmsten Ländern. An Stelle einer klassischen Zusammenarbeit wird je länger je mehr ein Austausch zwischen gleichberechtigten Staaten gefordert, lebt doch zwei Drittel der Menschheit in Schwellenländern. Eine Vielzahl von Organisationen wie z. B. WHO, EU, Weltbank etc. sind in der Gesundheitszusammenarbeit tätig. Mit der Gesundheitsdirektorenkonferenz, Forschung, NGO's sind die Mitarbeitenden in den Spitäler in diesen Vertrag involviert (vgl. Sägesser, 12/12, S. 18f.).

Die Gesundheitsaussenpolitik hat folgenden Leitfaden mit 20 Zielen basierend auf Menschenrechten, Rechtsstaatlichkeit und Demokratie geschrieben:

Die 20 Ziele der Schweizerischen Gesundheitsaussenpolitik

1. Die Zusammenarbeit mit der EU zu Gesundheits- und Verbraucherschutzfragen vertraglich regeln.
2. Die WHO als leitende und koordinierende Behörde der globalen Gesundheit stärken.
3. Die Wirkung, Effizienz und Kohärenz der globalen Gesundheitsarchitektur verbessern.
4. Die Stärkung leistungsfähiger, qualitativ hochstehender, erschwinglicher und fairer Gesundheitssysteme ins Zentrum der GAP rücken.
5. Gesundheit als wesentlichen Pfeiler der Aussenpolitik integrieren.
6. Die Stellung von Genf als internationale Gesundheitshauptstadt konsolidieren und gezielt stärken.
7. Rahmenbedingungen zur Stärkung der Forschung im Bereich der globalen Gesundheit schaffen.
8. Die Stärken der Schweizer Gesundheitswirtschaft international positionieren.
9. Geistiges Eigentum als Anreiz für die Forschung angemessen schützen.
10. Wirtschaftliche, soziale und ökologische Determinanten der Gesundheit nachhaltig verbessern.
11. Das Potenzial der technologischen Entwicklung und der sozialen Medien im Bereich der globalen Gesundheit ausschöpfen.
12. Das international vernetzte System zur Kontrolle und Bekämpfung von Infektionskrankheiten weiter stärken.
13. Die Bevölkerung vor Gesundheitsgefahren in den Bereichen Lebensmittelsicherheit, Strahlenschutz und Chemikalien schützen.
14. Globalen Mangel und ungleiche Verteilung von Gesundheitspersonal bekämpfen.
15. Zugang zu unentbehrlichen, bewährten wie neu entwickelten, qualitativ einwandfreien und bezahlbaren Arzneimitteln und Medizinprodukten verbessern.
16. Prävention, Diagnose und Behandlung nichtübertragbarer Krankheiten fördern.
17. Die vier Säulen der Drogenpolitik (Prävention, Therapie und Wiedereingliederung, Schadenminderung, Kontrolle und Repression) international etablieren.
18. Schweizer Kapazitäten und Kompetenzen für die Rettung und Sicherung von Leben und für die Wiederherstellung des gesundheitlichen Wohlbefindens bei humanitären Krisen zur Verfügung stellen.

19. Das Recht eines jeden auf das für ihn erreichbare Höchstmass an körperlicher und geistiger Gesundheit fördern und verwirklichen.

20. Die Gesundheit von Mutter und Kind sowie die sexuelle und reproduktive Gesundheit fördern (zit. in Sägesser, 12/12 S. 19).

2.1.2 Schweizer Gesundheitsinnenpolitik

Im Jahr 2006 wurde ein Konzept für eine nationale Strategie „E-Health" erarbeitet und 2007 vom Bundesrat mitunterzeichnet. Da die Schweiz zu dieser Zeit über keine explizite Strategie verfügte, wurde durch die E-Health-Strategie eine grundsätzliche Überlegung der Struktur des Gesundheitssystems als übergeordnete Idee erfasst (vgl. Heller, 2012, S. 78f.).

Das Bundesamt für Gesundheit erarbeitete eine umfassende Strategie für das Gesundheitswesen, die vom Bundesrat im Januar 2013 als Gesamtschau „Gesundheit 2020" verabschiedet wurde. Diese Strategie hat zum Ziel, das schweizerische Gesundheitssystem optimal auf die kommenden Herausforderungen auszurichten und gleichzeitig bezahlbar zu halten. Es geht darum, die Selbstkompetenz aller Bevölkerungsgruppen in Gesundheitsfragen zu erhöhen sowie unnötige Verhandlungen und Komplikationen zu vermeiden. Dadurch sollen transparente Strukturen sowie bessere und klarere Steuerungen des Systems ausgeschöpft werden, um die vorhandenen Reserven der Effizienz zu nutzen. Im Zentrum stehen die Menschen mit ihren Bedürfnissen und ihrem Wohlbefinden. Deshalb müssen diese Grundlagen weiterentwickelt werden (vgl. BAG, 2013, 1).

Welches sind die Prioritäten der Schweizer Gesundheitspolitik für die nächsten acht Jahre?

Der Bericht „Gesundheit 2020" beinhaltet vier gesundheitspolitische Handlungsfelder mit 36 Massnahmen. Diese werden schrittweise umgesetzt. 12 Ziele sind formuliert, die dazu führen, das bewährte Schweizer Gesundheitssystem optimal auf die aktuellen und kommenden Herausforderungen auszurichten (vgl. BAG, 2013, S. 1).

Hier die vier Handlungsfelder der Agenda „Gesundheit 2020":

- Lebensqualität sichern
- Chancengleichheit und Selbstverantwortung stärken
- Versorgungsqualität sichern und erhöhen
- Transparenz schaffen, besser steuern und koordinieren (vgl. BAG, 2013, S. 24)

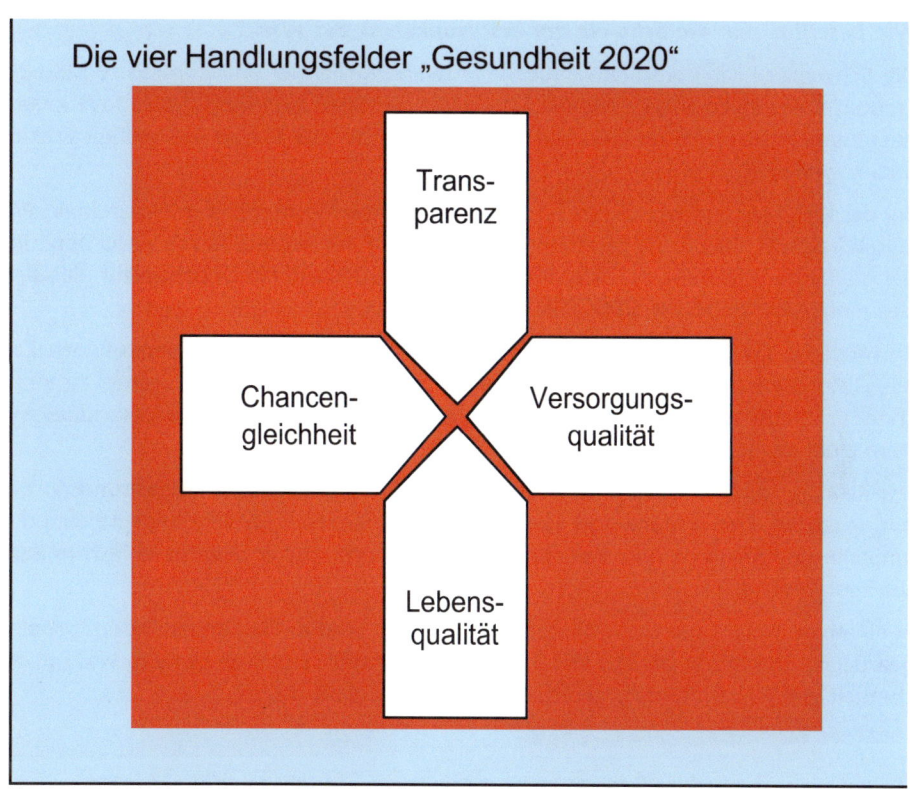

Abb. 1: BAG, 2013, S. 6

Für die wirkungsvolle Umsetzung der gesundheitspolitischen Strategie sind selbstverständlich die Mitarbeit und die Unterstützung aller involvierten Partnerorganisationen
nötig. Daher wurde vom BAG ab Februar 2013 eine Massnahmenliste ausgearbeitet,
welche dem Bundesrat noch im selben Jahr vorgelegt wird. Für eine zweite Phase
müssen weitere Massnahmen noch erarbeitet werden mit Berücksichtigung der Auswirkungen der bereits umgesetzten Massnahmen. Jede neue Massnahme wird dem
Bundesrat zum Entscheid vorgelegt (vgl. BAG, 2013, S. 22).

Da die nationale Gesundheitspolitik die Unterstützung der Kantone benötigt, wird dies mit den Gesundheitsdirektoren aller Kantone und mit dem Vorstand
der Gesundheitsdirektoren/-innenkonferenz diskutiert. Ebenfalls ist die aktive Mitarbeit aller Partner/-innen gefragt. Dazu gehören Leistungserbringer (FMH, H+
u. a.), die Versicherten, die Versicherer, die PatientInnen, viele Nonprofitorga-
nisationen, aber auch private Unternehmen (vgl. BAG, 2013, S. 23). Die globale Gesundheit national und international ist eine grosse Herausforderung, sind
doch verschiedene Akteure zu einer gemeinsamen Position zu bewegen (z.B. national: EDA, DEZA, SECO etc.). Es gelang dem Bundesamt für Gesundheit (BAG)
alle Bundesstellen einem konstruktiven, lösungsorientierten Dialog zu unterstellen.

Wie beteiligt sich die Schweiz am Reformprozess der WHO?

Die Schweizer Politik erarbeitete für die Entwicklungsländer den Zugang zu Medikamenten sowie einen angemessenen Schutz des geistigen Eigentums bei Innovationen. Aussenpolitische und internationale Beziehungen über das Thema Gesundheit sind im BAG angesiedelt.

Bei der WHO in Genf wurde ein Schweizer mit guten Kenntnissen in Gesundheit, Politik, Wirtschaft, Recht und Diplomatie als Seniorberater angestellt. Die WHO benötigt tief greifende Reformen, die Schweiz kann als Hauptakteurin in Debatten zur globalen Gesundheit beratend zur Seite stehen.

Bis heute ist das Thema „Gesundheit" stark durch die Ärzteschaft monopolisiert. Ziel des Dialogs im aktuellen Gesundheitssystem ist, einen Perspektivenwechsel zu erreichen, um dadurch voneinander zu lernen. Im 21. Jahrhundert ist das Gesundheitssystem einer der wichtigsten Sektoren der Gesellschaft.

Der Reformprozess der WHO ist bereits angelaufen. Themen sind Programm-Prioritäten, Finanzen, Gouvernanz und Management. Als Beispiel: Entwicklungsprojekte dominieren und die normative Rolle kommt eher zu kurz. Daher braucht es Instrumente zur Priorisierung.

In einem Kernteam der Generaldirektion der WHO wird am laufenden Reformprozess gearbeitet. Die Arbeit bei der WHO ist in einem multikulturellen Umfeld, was mit Sicherheit viel Verhandlungsgeschick braucht (vgl. Gallati, 12/12, S. 20 – 21).

2.1.3 Globaler Anspruch auf das Wissen der Welt

Im Jahre 2001 tippte der Gründer Jimmy Wales mit der ersten Testzeile den Grundstein zum Weltwissen für die Online-Enzyklopädie „Wikipedia". Aus einer kleinen informellen Gemeinschaft entwickelte sich schnell eine formale Organisation. Die Ziele dieses Projektes sind:

1. Das Wissen der Welt zu erfassen

2. Das Wissen für jeden zugänglich zu machen

Daraus entstanden bis heute 23 Millionen Artikel in 270 Sprachen. Dies ist das grösste Experiment eines Tandems aus einer informellen Community und einer formalen Organisation im partizipativen Management einer globalen-digitalen Gemeinschaft (vgl. Wales, 2001).

Das Organisationsprinzip der Wikipedia war sehr revolutionär. Ohne Registrierung konnte jede Person Artikel verfassen und im Nachhinein bearbeiten. Innert kürzester Zeit wurde Wikipedia zur umfangreichsten Online-Enzyklopädie.

In den Anfängen konnte die Wikipedia-Plattform weitgehend von der Wissenschaft ignoriert werden. Dies ist heute aber nicht mehr eindeutig der Fall. Für wissenschaftliches Arbeiten ist die Wikipedia jedoch ungeeignet, da es für die Zitierpraxis meist keine adressierbaren Autoren gibt. Es ist erstaunlich, dass ein derart dynamisches Format keine übliche zitierbare Quelle darstellt (vgl. König, 2012).

Wie geht es weiter? Was verbindet eigentlich Wissenschaft und Wikipedia? Wo liegt der Unterschied?

Enzyklopädien konzentrieren sich auf kurze und präzise Erfassungen von gesichertem Wissen. Die Wissenschaft hingegen beschäftigt sich mit der Generierung neuen Wissens. Auf konstruktive Weise begegnen sich heute die Wissenschaft und Wikipedia je länger je mehr. Forscher versuchen immer mehr, wissenschaftliche Inhalte mit zu gestalten. Durch die Regeln der Online-Community entsteht ein struktureller Konflikt, welcher zwischen der Wikipedia und dem Wissenschaftssystem nicht immer reibungslos verläuft. Durch den Druck der Popularität bietet sich eine ganze Reihe von Annäherungen an (vgl. König, 2012).

2.1.4 DIE DIGITALE WELT IM GESUNDHEITSWESEN

Im Gesundheitswesen braucht es für die äusserst sensiblen und vertraulichen Daten der Patientinnen und Patienten in der digitalen Welt der Kommunikation zwingend Sicherheitssysteme. Für die sichere Kommunikation zwischen Patienten und den Behandelnden, insbesondere Ärztinnen und Ärzte im Spital und Praxis, stehen heute geeignete Werkzeuge zur Verfügung. Daher ist im Schweizerischen Gesundheitswesen die E-Health-Strategie zur unverzichtbaren Plattform geworden.

Bereits 1996 hat als erstes die FMH die HIN (Health Info Net) gegründet. Für den Datentransport bildet die HIN-Technologie die Voraussetzung für die Wahrung des Arztgeheimnisses und den Datenschutz. 2006 hat die FMH als zweites mit der Health Professional Card (HPC) eine weitere Voraussetzung für die Digitalisierung geschaffen. Dadurch wird die Ärzteschaft auf die kommenden Herausforderungen der digitalen Welt vorbereitet. Durch einen eingebauten Chip können Ärztinnen und Ärzte sicher elektronisch signieren. Der Arzt wird eindeutig digital ausgewiesen (vgl. Stoffel, 45/12, S. 1637).

Im Schweizerischen Gesundheitswesen übernimmt der Berufsverband der FMH die Verantwortung für die Health Professional Card. Wer sich mit einem Sichtausweis oder mit einem elektronischen Zertifikat als Ärztin oder Arzt ausgibt, hat die entsprechende Qualifikation.

Es gilt, die Ängste in der Bevölkerung gegenüber der E-Health-Strategie abzubauen. Eine sichere und effiziente Nutzung der Werkzeuge HIN und HPC helfen mit, Vorbehalte gegenüber der elektronischen Welt abzubauen.

Die Verantwortung, die E-Health-Strategie zu realisieren, liegt bei Bund, Kantonen und der FMH. Durch Synergien und Ergänzungen werden die HIN- und HPC-Plattform weiter entwickelt (vgl. Stoffel, 45/12, S. 1637).

Wie sehen die Reformen im Gesundheitswesen und in den Spitälern aus?

Im Schweizerischen Gesundheitswesen stehen wir am Anfang von Neuerungen. Die Reformen „Swiss DRG" und „E-Health" sind eng miteinander verknüpft. Um den eigenen Betrieb zu positionieren, müssen die Spitäler die digitale Vernetzung vorantreiben. Die nächste Reform steht schon am Horizont. Durch das Bundesgesetz „E-Patientendossier" (EPDG) schlägt der Bundesrat vor, dass die Spitäler fünf Jahre nach Inkrafttreten des Gesetzes mit diesem Instrument arbeiten müssen. Das E-Patientendossier ermöglicht den digitalen Datenaustausch zwischen niedergelassenen Ärzten, Apotheken, Reha-Kliniken und anderen Behandelnden.

Im Interesse der Spitäler liegt eine rasche Entwicklung des E-Patientendossier und der E-Health-Strategie Schweiz. Der Motor der Veränderung ist das DRG-System. Beispiele für Anreize des DRG-Systems:

* Anreiz „Effiziente und Kostengünstige Behandlung".

* Anreiz „minimale Behandlung".

* Anreiz „minimale Aufenthaltsdauer".

Diese Anreize können den Eindruck erwecken, dass Kranke zur manipulierbaren Masse werden. Das **Gegenteil** ist aber der Fall. E-Health muss gut in die Behandlungspfade integriert werden. Durch diese Integration kann die Bevölkerung in Zukunft erwarten, dass die notwendigen Unterlagen zur richtigen Zeit am richtigen Ort zur Verfügung stehen. Unnötige und belastende Mehrfach-Untersuchungen fallen weg.

E-Health im Spital hat an Bedeutung gewonnen. Es benötigt strategische Vorarbeiten, welche vor allem eine Aufgabe des Spitalmanagements bilden. Die Vernetzungen intern und extern bedeuten kein technisches Problem, sie sind eine Frage des Managements.

Bei der technischen Vernetzung ist im Sinne des Investitionsschutzes empfohlen, die Ansätze des Teilprojektes „Standard und Architektur" zu berücksichtigen. Im Umfeld des digitalen Datenaustausches erhält man dadurch eine langfristige Investitionssicherheit, und die Interoperabilität auf nationaler und internationaler Ebene wird verbessert. Ein wichtiges Element sind die offenen Konzepte von „IHE Suisse" (Integrating the Healthcare Enterprise Suisse) (vgl. Schmid, 05/13, S. 18f.).

Wie wird das Klinikinformationssystem (KIS) ins Spitalinformationssystem integriert.

Das sich durch die Politik ständig verändernde Umfeld im Gesundheitswesen erfordert ein Umdenken in der Spitalleitung vom Verwalten weg zum unternehmerischen Management. Eine Leitlinie sind die unlängst publizierten diversen Handlungsfelder, Ziele und Massnahmen im Rahmen der Strategie „Gesundheit 2020". Dies führt zu einem grösseren Kostendruck für die Spitäler und den Bedarf für erhöhte Transparenz, Effizienz und Qualität. Dadurch kann auf die gesetzlichen Anforderungen reagiert werden. Das Klinikinformationssystem im ärztlich-pflegerischen-therapeutischen Bereich hat sich weitgehend etabliert. Auch im OPS-Bereich, Anästhesie- und IPS-Bereich gibt es spezialisierte Softwaresysteme. Die Leistungserbringer müssen die Verantwortung für ihre Klinikinformationssysteme übernehmen. Daraus ist ersichtlich, dass der Informationsfluss und seine Verdichtung entscheidende Elemente zu einem ganzheitlichen Spitalinformationssystem (SIS) darstellen. Heute sind im Spitalbereich trotz vieler Schnittstellen die ersten drei Ebenen KIS, Administration und Controlling bereits realisiert. Sie dienen in der Regel für die Leistungsabrechnung.

Das erweiterte KIS ist der Ursprung der zu interpretierenden Daten im Spital. Dies besteht aus:

- dem gesundheitspolitischen Kontext

- dem unternehmensstrategischen Kontext und

- dem medizinethischen Kontext.

Es ist unerlässlich, unter einer zentralen Projektaufsicht im Spital inter- und transdisziplinäre Arbeitsgruppen für das Informations- und Wissenspotenzial zu definieren. Im Rahmen eines evolutiven Vorgehens müssen Lösungen für gemeinschaftliche Brücken bei technischen wie kulturellen Schnittstellen erarbeitet werden, was durch strategische Ziele und Managementarbeiten von der Spitalleitung gestützt wird (vgl. Holm et al 05/13, S. 13).

Der Bundesrat erliess im Juni 2012 eine Anpassung über die Krankenversicherung (KVV), die auf den 01. Januar 2013 in Kraft trat. Deren Ziel ist die Einführung zertifizierter Datenannahmestellen. Durch diese Verordnung wurde der Grundstein für eine national einheitliche Regelung des Datentransfers gelegt. Es ist festgelegt, welche Daten an das EDI zu übermitteln sind. Durch diese Änderung haben die Spitäler und Kliniken eine lang ersehnte Rechtssicherheit in der Datenübermittlung erreicht. Für H+ war die Einhaltung des Personen- und Datenschutzes sowie die Sicherstellung der Verhältnismässigkeit immer ein zentrales Thema (vgl. Piana 05/13, S. 25).

Was sind die zentralen Ziele der Vision 2015 von H+?

Die tragenden Säulen für den Leistungsausweis der Spitalbranche und für gezielte PR-Aktivitäten der H+-Geschäftsstelle sind die Daten der administrativen und medizinischen Krankenhausstatistik. Die bisherige Regelung in den Statuten von H+ genügte dem Bundesamt für Statistik BFS nicht für die direkte Datenlieferung. Durch eine Statutenänderung an der GV H+ vom 08. November 2012 wurde ein Datenreglement und ein vertragliches Reglement mit dem BFS beschlossen. In der Vision 2015 von H+ ist ein Klinik- und Spitalmonitor das Kernelement der Branchen-PR. In den nationalen gesundheitspolitischen Debatten wird H+ mit statistischen Daten der Spitäler und Kliniken spezielle Fragestellungen beantworten. Dadurch wird die Position der Spitäler in der Politik und Öffentlichkeit gestärkt. Dies ermöglicht in der Spitalbranche eine schnellere und wirkungsvollere PR-Arbeit (vgl. Djelid, 12/12, S. 24).

2.1.5 Globales Bildungsmanagement im Spital

Durch die technischen Fortschritte im Kommunikationsbereich und die demografischen Veränderungen in der Gesellschaft ist im Spital eine Anpassung an diese Situation nötig. Diese Herausforderung muss mit Berücksichtigung der Bedürfnisse des Spitals und den Mitarbeitenden umgesetzt werden. Durch die E-Health-Strategie Schweiz ist diese Anpassung evolutionär geplant.

Das Schweizer Volk erteilte am 21. Mai 2006 dem Bund den Auftrag, auf nationaler Ebene den ganzen Weiterbildungsbereich gesetzlich zu regeln. Dieser Auftrag beinhaltet:

- Grundsätze über die Weiterbildung festzulegen.
- die Kompetenz, die Weiterbildung zu fördern.
- die Aufgabe, auf Gesetzesstufe Bereiche und Kriterien festzulegen.

Bis heute liegen diese Bestimmungen zur Weiterbildung in rund 50 Spezialgesetzen des Bundes vor (vgl. BBT 2012, S. 5). Um diese komplexe Situation in der heutigen Zeit neu zu regeln, entschied man sich beim Bundesamt für Berufsbildung und Technologie (BBT), einen Entwurf für ein Bundesgesetz über die Weiterbildung zu erarbeiten. Am 11. Juni 2012 lag der Ergebnisbericht zur Stellungnahme vor (vgl. BBT, 2012, S. 1). Am 15. Mai 2013 wurde diese Botschaft vom Bundesrat für das Weiterbildungsgesetz an das Parlament weiter geleitet (vgl. SBFI, 2013).

Für die Gesellschaft, für jeden Einzelnen, aber auch für die Wirtschaft erfordern die beschleunigten Veränderungen in der Bildung ständig erweitertes und angepasstes Wissen und Qualifikationen. Mit dem Entwurf des Weiterbildungsgesetzes wird dem lebenslangen Lernen Rechnung getragen (vgl. SBFI, 2013).

In den nicht-universitären Spitälern in der Schweiz ist nicht zwingend eine Schule angesiedelt. Durch einen Bildungsmanager entsteht das Bindeglied zwischen der internen Bildung und den externen Bildungsorganisationen. Dieser übernimmt das betriebliche Bildungsmanagement in einem Spital. Eine zentrale Aufgabe ist die Beratung für nicht standardisierte Bildungsmassnahmen. So können Problemsituationen angegangen und abteilungsspezifisch oder bereichsspezifisch behoben werden. Die Mitarbeitenden werden in den Lernprozessen begleitet. Transferförderungen werden als Unterstützung zur Verfügung gestellt. Als Scharnierfunktion zwischen strategischem und operativem Bildungsmanagement hat die Beratung einen hohen Stellenwert. Die Bildungsmanager sehen sich meistens nicht als klassische Unternehmensberater. Daher werden theoretisch fundierte Werkzeuge und Methoden wichtig, um mit der systematischen Beratung kompatibel zu sein. Die betriebliche Beratung in der Bildungsarbeit unterscheidet sich in den verschiedenen Ausgangssituationen:

- Einerseits in Abhängigkeit vom Veränderungsdruck.

- Anderseits der Komplexität des sozialen Systems.

Es ist daher wichtig zu unterscheiden, mit welchen Problemen und Schwierigkeiten ein Bildungsmanager in der Alltagspraxis konfrontiert wird (vgl. Hasanbegovic, 2008, S. 375).

Auf der folgenden Abbildung sehen Sie ein prozessorientiertes Beratungs-Modell für das betriebliche Bildungsmanagement.

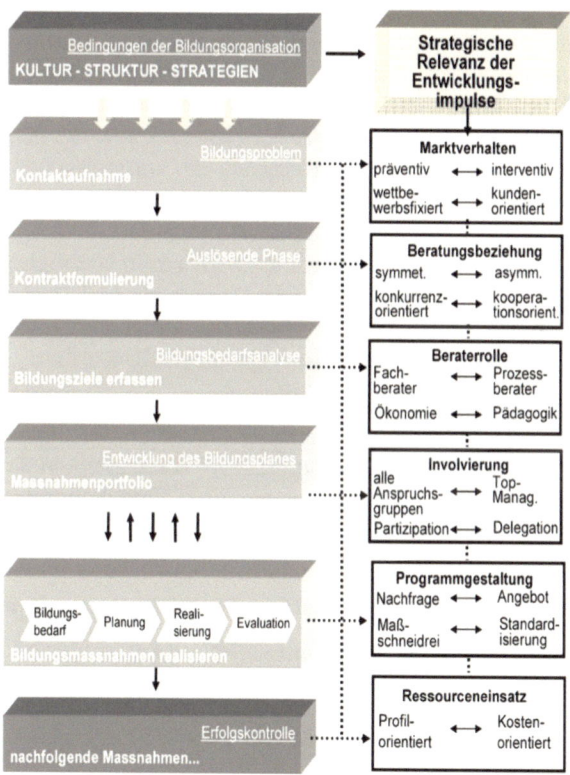

Abb. 2: Ein prozessorientiertes Beratungsmodell für das betriebliche Bildungsmanagement (vgl. Hasanbegovic, 2008, S. 392).

Bei Erforderung von Bildungsmassnahmen werden die Unternehmensziele durch die Bildungsorganisation in Lern- und Transferziele umgewandelt.

Die Beurteilung von strategischen Bildungsinitiativen erfolgt unter Betrachtung der langfristigen Ziele der Unternehmung (vgl. Hasanbegovic, 2008, S. 396).

Wie wird die praxisnahe Bildung im Spital integriert?

Ein integrales Bildungsmanagement muss alle Handlungsdimensionen und -felder berücksichtigen. Das Bildungsmanagement schlägt für jedes Spannungsfeld Lösungen vor, die zur Organisation passen (vgl. Gebauer, 2007, zit. in Hasanbegovic, 2008, S. 49).

Es ist eine Kunst, eine Lernarchitektur innerhalb der Spektren zu bauen, die anschlussfähig an das bisherige Muster ist und gleichzeitig die Organisation nicht überfordert. So nimmt das Bildungsmanagement in einer institutionellen Gesamtkonzeption oft eine Sandwichposition ein zwischen der Ebene der Institutionsdidaktik und der bildungspolitischen Ebene (vgl. Robak, 2004, zit. in Hasanbegovic, 2008, S. 50). Der Stellenwert vom Lernen im Unternehmen wird in der normativen Ebene des Bildungsmanagements durch einen Handlungs- und Orientierungsrahmen vorgegeben (vgl. Euler, 2004, zit. in Hasanbegovic, 2008, S. 51). Auf der strategischen Ebene wird der Stellenwert im Unternehmen durch die Unternehmensleitung und dem Bildungsmanager konkretisiert, realisiert und umgesetzt (vgl. Friebe, 2005, zit. in Hasanbegovic, 2008, S. 51). Die operative Ebene nimmt die eigentliche Gestaltung und Umsetzungsfunktion des Bildungsmanagements wahr. Diese umfasst alle Aktivitäten und Massnahmen des Lernens (vgl. Becker, 2002, zit. in Hasanbegovic, 2008, S. 53).

Die Kernaktivitäten des Bildungsmanagements können nach diesen Beschreibungen nicht nur auf der operativen Ebene thematisiert werden. Der operative Vollzug ist definiert in Prozessen. Die übergreifenden Prozesse widerspiegeln Spannungsfelder, die nicht nur die Umsetzung beinhalten, sondern auch deren balancierte Bearbeitung. Die reine Zuordnung an die operative Ebene entspricht nicht einem integralen Ansatz der Bildungsarbeit (vgl. Schäfter, 2004, zit. in Hasanbegovic, 2008, S. 53).

Wie werden Veränderungen im System Spital angegangen und umgestzt?

Um Entwicklungskonzepte gezielt zu entwerfen und strategische Richtungen zu bestimmen, müssen die organisationellen Gestaltungsebenen und -bereiche einbezogen werden.

Ein Bezugsrahmen wird abgeleitet und durch eine praktische Konzeption des strategischen Bildungsmanagements festgehalten. Durch das Zusammenspiel zwischen Unternehmen und Bildungsorganisation wird dies ermöglicht. Notwendige Integrationsalternativen in Bezug auf die unternehmerische Strategiearbeit werden für die Bildungsorganisation analysiert. Diese zeigt die zirkuläre Wechselwirkung zwischen Bestand und Entwicklung auf und kann so verankert werden (vgl. Hasanbegovic, 2008, S. 56).

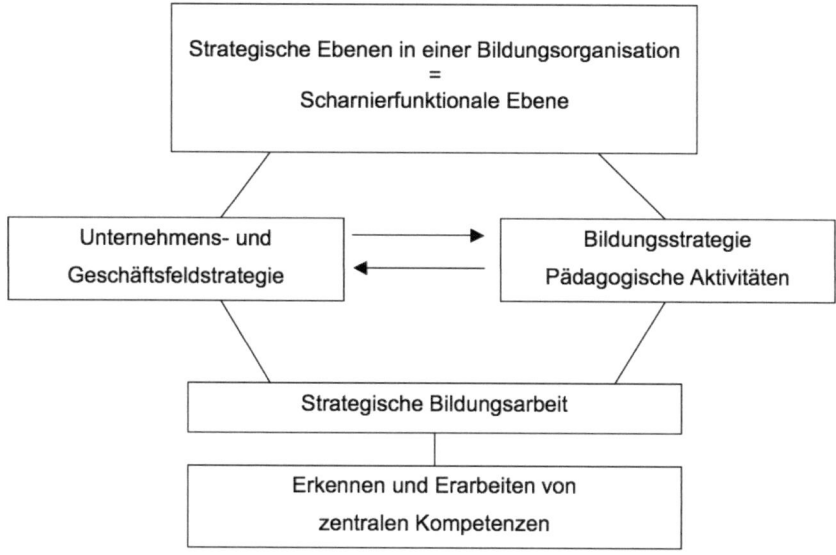

Abb. 3: Scharnierfunktion des strategischen Bildungsmanagements, Heller-Meier (in Anlehnung an Hasanbegovic, 2008, S. 54 – 56)

Durch die Scharnierfunktion des strategischen Bildungsmanagements sind zwei Handlungslogiken mit ihren eigenen Prozessen und Strukturen verzahnt. Die Grenzen zwischen den Handlungsebenen der pädagogischen und ökonomischen Logik können nicht eindeutig bestimmt werden. Je nach Beobachterperspektive hängen die Unterschiede zwischen Innen- und Aussenseite ab. Sie können verglichen werden mit Subsystemen anderer Unternehmen oder zu anderen Bildungsinstitutionen wie z. B. externe Bildungsdienstleister oder Universitäten.

Das Bildungsmanagement als zentraler Unterstützungsprozess der Unternehmung ermöglicht die inter- und intraorganisationellen Spannungslagen der Bildungsorganisation zu glätten (vgl. Hasanbegovic, 2008, S. 54ff.).

2.2 Mobiles Lernen

Die multimediale Funktionsvielfalt der kleinen mobilen Minicomputer verändert zusehends den Alltag im Spital. Das Thema „mobiles Lernen" wird anhand der Definition von Frohberg erläutert, in denen auf die Unterscheidungsmerkmale von Lernen und E-Learning eingegangen wird. Das begleitete Selbststudium wird näher betrachtet. Die Entwicklung von „mobilem Lernen" und die nötigen Anpassungen werden aufgezeigt.

2.2.1 Definition Mobiles Lernen

Beim Betrachten der Reformagenda „Gesundheit 2020" (Kap. 2.1.2) wird das Thema „Mobiles Lernen" eine Herausforderung für die Spitäler und die heutige Gesellschaft bilden. Hier die Definition über „Mobiles Lernen" von Dirk Frohberg:

„Als Mobiles Lernen werden pädagogisch motivierte, nachhaltige Handlungen (Lernen, Lehren, Lernunterstützung und Lernlogistik) angesehen, wenn dabei in massgeblichem Umfang mobile Computertechnologie in mobilen Kontexten zum Einsatz kommt und diese einen deutlichen Mehrwert beinhaltet oder zumindest eine signifikante Verhaltensänderung bewirkt"
(vgl. Frohberg, 2008, S 6).

Die Forschung zur modernen Pädagogik ist nicht viel älter als die Informatik. Die Harmonie der beiden Systeme lässt aber zu wünschen übrig. Ein Systementwickler der Informatik benötigt klare, eindeutige und präzise Anforderungen. Ein sehr grosses Mass an Widersprüchlichkeiten, Komplexität und Dynamik zeichnet sich in der modernen Pädagogik ab. Aus der pädagogischen Perspektive lassen sich auch technologisch leicht zu bewältigende Fragestellungen nicht zufrieden stellend und eindeutig klären (vgl. Frohberg, 2008, S. 12f.).

Da es in der Pflege und in der Medizin wichtig ist, in der Schule gelerntes im Alltag auch anwenden zu können, müssen moderne Lernformen einbezogen werden:

- **Exploratives, entdeckendes, erkundendes oder erforschendes Lernen:**
  Im Zentrum des Lernenden steht die durch Neugier angetriebene Aktivität. Die Fragen werden von den Lernenden selber gestellt. Sie suchen durch Beobachten nach Lösungen. Die Lernsteuerung durch mobiles Lernen erleichtert die Erreich barkeit zwischen den Lernenden und der Lehrkraft.

- **Lernerzentriertes, lernergesteuertes und selbstgesteuertes Lernen:**
  Diese Lernform ist sehr ähnlich zum explorativen Lernen. Inhaltlich hat sich nichts geändert ausser einem Medientausch, der die Lernsteuerung selber übernimmt. Lernende können sich allein gelassen fühlen (vgl. Frohberg, 2008, S. 14).

- **Experimentelles Lernen:** Beim experimentellen Lernen macht der Lernende eine konkrete Erfahrung, die er reflektiert und analysiert. Er formuliert abstrakte Konzepte und Generalisierungen, welche er anschliessend mit Experimenten te stet. Das experimentelle Lernen benötigt Beobachtungs- und Auswertungsexpe rimente. Im Rahmen vom mobilen Lernen werden diese zur Verfügung gestellt (vgl. Frohberg, 2008, S. 14f.).

- **Informelles Lernen:** Beim informellen Lernen treten ungeplante Lerngelegen heiten spontan auf. Über die notwendigen Ressourcen (Lernmaterial, Gesprächs partner, Tutor) verfügt der Lernende im entscheidenden Moment nicht. Für mo biles Lernen bietet dies einen Ansatzpunkt, da die benötigten Ressourcen und Instrumente auf mobilen Geräten abgerufen werden können (vgl. Frohberg, 2008, S. 15).

- **Problembasiertes oder -orientiertes Lernen:** An realitätsnahen Problemen ist diese Lernform zu erkennen. Sie ist gekoppelt mit selbstgesteuertem Lernen. Für lebenslanges Lernen liefert dies das Rüstzeug. Ziel ist: selbständiges Arbeiten, kritisches Denken und Problemlösungskompetenz zu fördern (vgl. Frohberg, 2008, S. 15).

- **Kooperatives Lernen:** Ein Wissensgebiet wird durch mehrere Lernende in koordinierter Form erarbeitet. Als Nebeneffekt sollen häufig auch Sozialkompe tenzen wie Kommunikationsfähigkeit und Teamfähigkeit geschult werden (vgl. Hofmann, 2004, zit. in Frohberg, 2008, S. 16). Wenn Lernende nicht oder nur zum Teil Zugang zu stationären Geräten haben, bietet mobiles Lernen einen Mehr wert.

- **Spielerisches Lernen:** Es bietet eine Verbindung zwischen realer und virtu eller Welt der Lernenden. Ziel des spielerischen Lernens ist, dies in nützlicher Form zu verbinden, nicht nur zur Unterhaltung und zum Zeitvertreib. Dieses Lernen macht Spass und motiviert (vgl. Frohberg, 2008, S. 16).

- **Situiertes, kontextuelles oder kontextbasiertes Lernen:** Bei dieser Form des Lernens spielt die Situation, in der der Lernprozess stattfindet, eine wesent liche Rolle. Die untenstehende Abbildung des Analyserahmens zeigt den Kon text für mobiles Lernen auf.

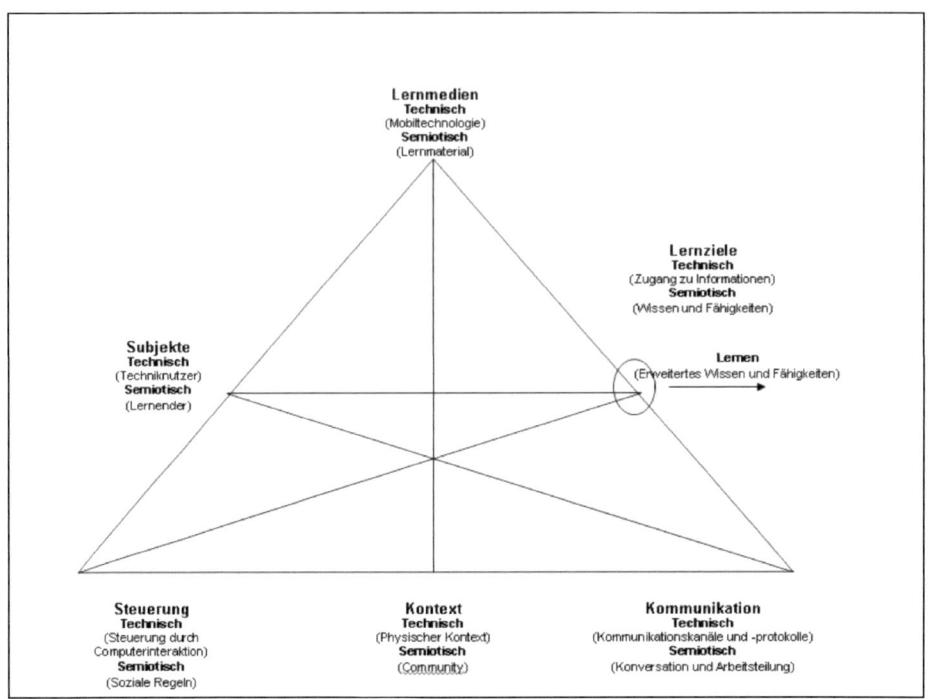

Abb. 4: Analyserahmen für Mobile Learning (vgl. Taylor u. a. 2006, übersetzt in Frohberg 2008, S. 140).

2.2.2 BEGLEITETES SELBSTSTUDIUM

Im folgenden Teil betrachten wir die Elemente des begleiteten Selbststudiums:

Mit der „Erklärung von Bologna" wurde durch die Bildungsministerien aus 29 europäischen Ländern, darunter die Schweiz, am 9. Juni 1999 eine neue Studienstruktur unterzeichnet. Diese Politik sollte einen umfassenden, europaweiten und auch transatlantischen (Hochschul) -Bildungsraum ermöglichen. In diesen Studiengängen wurde das geführte Selbststudium zugeordnet, welches am Schluss eines Studienganges mitbewertet wird (vgl. Fachhochschule Zentralschweiz).

Das Careum – Schweiz bietet folgende Begriffserklärung über selbstgesteuertes Lernen: „Beim selbstgesteuerten Lernen werden die Lernenden dazu befähigt, ihr eigenes Lernen in die Hand zu nehmen. Das Lernen bewegt sich vom fremd- zum selbstgesteuerten Lernen (zit. Careum Schweiz).

Durch die Fortschritte in der Informationstechnik mit ihren Instrumenten (Tools) sind Möglichkeiten gegeben, Lernen unabhängig von dem vor Ort statt findenden Lehrveranstaltungen zu realisieren. In diesem Sinne ist dies ein wichtiges Thema für das Selbststudium. Die ICT-Nutzung in der Lehre nimmt vom Kurskonzept über Unterrichtsarrangements im Sinne von Lernprogrammen, Simulationen und interaktiven Lerneinheiten eine grosse Bandbreite ein.

In der Ausbildungspraxis ist die Kombination des Präsenzunterrichts, das Online-Lernen und die Umsetzung im Alltag ein wichtiger Lernprozess, der in die heutige Bildungssituation integriert werden muss (vgl. Landwehr, Müller, 2008, S. 86.).

Was bringen ICT-Instrumente im Selbststudium und was sind die Anforderungen an die praktische Umsetzung?

Hier die vier wichtigsten Funktionen zur Unterstützung im Rahmen des Selbststudiums:

- Unterstützung des Lehr – Lernprozesses
- Unterstützung der Interaktion in Gruppen
- Unterstützung im Projektmanagement
- Unterstützung der Lernprozessbegleitung (vgl. Landwehr, Müller, 2008, S. 88f.)

Bei der Anforderung an die praktische Umsetzung begegnen Studierende und Dozierende oft nicht voraussehbaren Unsicherheiten und Schwierigkeiten. Hier spielen verschiedene Faktoren (individuelle, technische und institutionelle) in komplexer Art und Weise zusammen.

Einige Stolpersteine:

- Fehlende Zeit und Bereitschaft bei Dozierenden und Studierenden für die Entwicklung neuer Routinen.
- Mängel der Software.
- Zu wenig bedarfsgerechte Einführung der Studierenden.
- Unverhältnismässiger Entwicklungszeitaufwand für die Dozierenden.
- Hoher Anspruch an die schriftliche Sprachkompetenz.
- Ungenügende didaktische Planung führt zu falschen Ansprüchen an die Lernbegleitung.
- Anspruch auf die permanente Verfügbarkeit der Dozierenden.
- Der ICT-Einsatz innerhalb eines Praktikums wird den didaktischen Anforderungen nicht gerecht.
- Der ICT-Einsatz innerhalb eines Praktikums überfordert die Studierenden durch die Menge an unkoordinierten Einzelaktivitäten (vgl. Landwehr, Müller, 2008, S. 93).

Folgende Lösungsansätze für funktionierende ICT-Instrumente sind von Landwehr und Müller beschrieben:

Langfristige Einführungsstrategie:

- Sorgfältige Einführung der Lernenden in die Benutzung der ICT-Tools.
- Koordination des ICT-Einsatzes innerhalb des Studienganges, Praktikum.
- Didaktische Reflexion der ICT-Anwendungen.
- Funktionsfähiger technischer Support.
- Vorbereitung der Dozierenden, PraktikumsbegleiterInnen.
- Notebook-Obligatorium als Massnahme für die ICT-Etablierung in der Ausbildung.

Mit den technischen Entwicklungen erweitern sich die Möglichkeiten in diesem Bereich jährlich, was von den Lernenden und Dozierenden eine hohe Flexibilität verlangt (vgl. Landwehr, Müller, 2008, S. 94f.).

Als wichtigen Punkt der Praxisgestaltung beschreiben Landwehr und Müller (vgl. 2008, S. 97) die Bedingungen, die für das Gelingen des Selbststudiums verantwortlich sind, um wünschenswerte Ergebnisse zu erreichen. Sie schlagen daher als Hauptaktion für die institutionelle Ebene folgende vier Kriterien vor:

- **Kriterium 1:** Das Selbststudium erweist sich bei der fachlichen Kompetenz als wirksam. Die fachliche Effizienz zeigt eine nachhaltige Lernwirksamkeit auf. Lernergebnisse sollten daher nicht nur im schulischen Kontext, sondern auch in der Berufstätigkeit verfügbar sein.

- **Kriterium 2:** Das Selbststudium erweist sich bei der Förderung überfachlicher Kompetenzen als wirksam. Im Bereich Selbst-, Sozial- und Methodenkompetenz sollen Lernwirkungen erzielt werden, die sich auf die künftige Gestaltung der Lern- und Arbeitsprozesse positiv auswirken.

- **Kriterium 3:** Der mit dem Selbststudium verbundene Selbststeuerungs- und Eigenverantwortungsanspruch kann von den Studierenden umgesetzt werden. Durch diesen Lernprozess gelingt es den Studierenden, eigene Akzente zu setzen zwischen eigenen Lernvoraussetzungen und den vorgegebenen Lernzielen. Dadurch finden sie für sich den individuell richtigen Weg.

- **Kriterium 4:** Das Selbststudium wird von den Studierenden als wertvolle/sinnvolle Studienkomponente wahrgenommen und erlebt. Einerseits kommt eine Lernwirksamkeit im fachlichen und überfachlichen Bereich zustande, andererseits führt die didaktisch sorgfältige Ausgestaltung der Prozessvorgaben und der Prozesssteuerung durch die Dozierenden zu einer positiven Einschätzung (vgl. Landwehr, Müller, 2008, S. 97f.).

2.2.3 Kritische Medienkompetenz – Mobiles Lernen

Durch das Apple iPhone im Jahr 2007 wurde eine revolutionäre Benutzeroberfläche bei den Smartphones eingeläutet. Das veränderte Design ohne Tasten führte zu neuen Entwicklungen. Wanderer können Routen prüfen und gleichzeitig ihren Gesundheitszustand kontrollieren. An den Schulen wird die digitale Revolution am Unterschied des Tablets gegenüber einem stationären PC oder Notebook festgestellt. Die intuitive Bedienung erleichtert den Kindern den Umgang mit den Geräten. Auf die Nachfrage im Bildungswesen reagieren auch die Hersteller (vgl. Mehl, 2013/06, S. 37).

In den Bibliotheken können mit einem Benutzerausweis verschiedene digitale Medien ausgeliehen werden (eBooks, elektronische Hörbücher, Zeitungen, Zeitschriften, Filme oder Musikalben). Es wird festgehalten, dass Bibliotheken als physische Einrichtungen auch als Orte des Lernens, der Begegnung, der Kommunikation und der Kulturvermittlung dienen (vgl. Weingartner, 2013, Nr. 147, S. 26).

Die oben genannten Aspekte der Veränderung ziehen auch beim Lernen im Gesundheitswesen/Spital Konsequenzen nach sich.

Ben Bachmair zeigt durch seine Metapher für die ganze Gesellschaft ein herausforderndes Bild von der kritischen Medienkompetenzförderung zum mobilen Lernen. Er regt an, pädagogisch über das Handy nachzudenken. Er sieht sein Bild als gezielt verlaufende Lernstrassen und offene Lernplätze. Diese Plätze werden mit Lerninhalten der NutzerInnen möbliert. Die Lehrer transportieren die Lerninhalte auf Lernstrassen. Für diese Veränderung gibt es in der Ökonomie eine Beschreibung vom Push- und Pull-Prinzip. Der Produzent drückt die Medien und Inhalte nicht mehr den Abnehmern auf, sondern die Abnehmer ziehen die gewünschten Produkte zu sich. Somit wird eine neue Theorie (vgl. Jean Lave und Etienne Wenger, zit. in Friedrich et al, 2011, S. 219) des situierten Lernens hervorgerufen und aufgenommen.

Als Alltagsinstrument spielt das Handy eine wesentliche Rolle bei den Kontexten situierten Lernens. Es ist anschlussfähig an die vielen alten und neuen Kontexte des Alltagslebens. Das Handy als Instrument hält also Anschlussoptionen für informelles Lernen an das formelle Lernen bereit. Aus fremdem trägem Wissen besteht die Möglichkeit, dass z. B. Mitarbeitende oder Studierende bedeutsames Handlungswissen hervorrufen können (vgl. Bachmair, 2011, S. 213ff.).

2.2.4 Medienkonvergenz - Brücke zum Alltagsleben

Als Medienkonvergenz bezeichnet man in der Publizistik, im Rundfunkrecht und in der Kommunikationswissenschaft die Annäherung verschiedener Einzelmedien. Diese Annäherung kann in Bezug auf wirtschaftliche, technische oder inhaltliche Aspekte analysiert werden. Die Grundvoraussetzung für jede Art der Konvergenz ist jedoch die technische Konvergenz (vgl. Wikipedia, 2013).

Die Entwicklung des technischen Zusammenwachsens unterschiedlicher Gerätschaften vollzieht sich mit atemberaubender Geschwindigkeit. Der Einsatz von Handys in Schulen zeigte, dass das Wissen und Können rund um das Gerät im positiven Sinne für das Lernen eingesetzt wird. Es bestand aber eine Angst vor dem Kontrollverlust. Dabei ging es um inhaltliche Aspekte der Medienkonvergenz als Schnittstellenfunktion in andere Welten. Es braucht Regeln, die kontrolliert werden müssen und die von jeder Bildungseinrichtung individuell gestaltet werden können (vgl. Risch, Friedrich, 2011, S.15f.).

Es ist wichtig festzustellen, dass das Handy nicht nur im Alltag verankert ist. Es ist ebenfalls das Universalmedium in einem konvergenten Mediensystem mit dem Internet (vgl. Bachmair, 2011, S. 217).

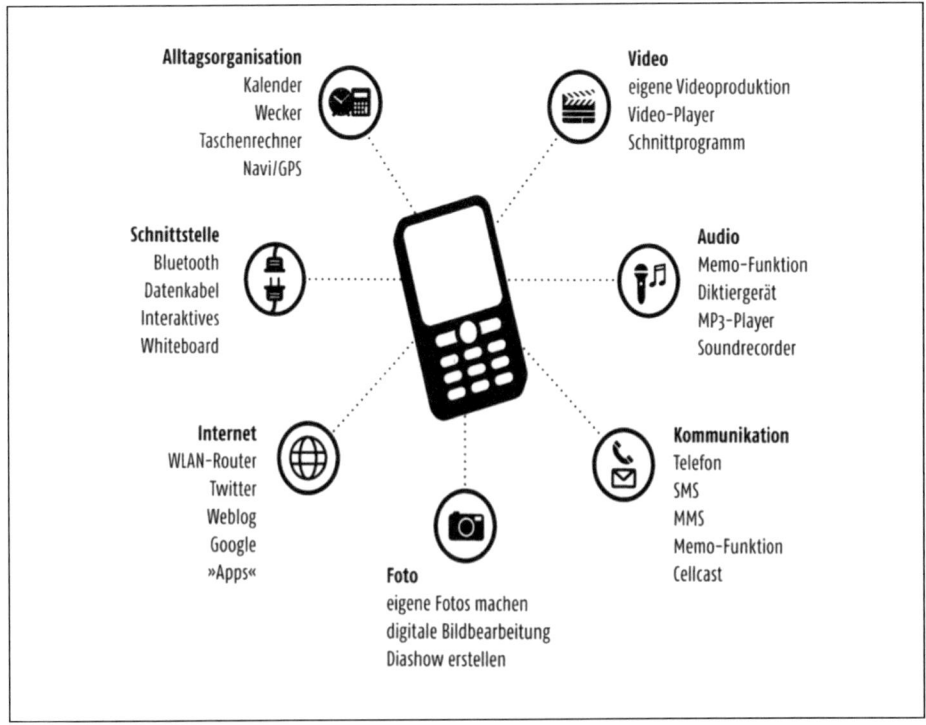

Abb. 5: Handyfunktionen als Schnittstellen für Medienkonvergenz und ihre Einsatzmöglichkeiten in der Bildung (vgl. Risch, Friedrich, 2011, S. 16).

2.3 Mobiles Lernen im Gesundheitswesen und im Spital

Bisher betrachteten wir Ansätze und Auswirkungen auf das mobile Lernen wie das begleitete Selbststudium, die Medienkompetenz und die Medienkonvergenz. In diesem Abschnitt gehen wir auf das mobile Lernen im Gesundheitswesen und im Spital ein.

2.3.1 Das Netzwerk vom Lernen im Gesundheitswesen

Getragen durch die technischen Fortschritte bei der Informations- und Kommunikationstechnologie und die Veränderung der Studiengänge an den Hochschulen ist das mobile Lernen je länger je aktueller. Dies bringt Veränderungen im Netzwerk des Gesundheitswesens.

Durch die Möglichkeiten im Internet werden auch die Bedürfnisse und das Bewusstsein der Patientinnen und Patienten verändert. Die Erwartungen und Ansprüche an die Leistungserbringer des Gesundheitswesens steigen. Mittels Standard des Datenaustausches im Gesundheitswesen durch die E-Health-Strategie der Schweiz realisiert man den Zugriff der Bevölkerung auf ihre Gesundheitsdaten. Die Dienstleister im Gesundheitsbereich sind in der Umsetzung dieses Konzeptes unterschiedlich weit. Vielerorts werden zum Beispiel Verordnungen und die Pflegeplanung noch handschriftlich vorgenommen. Dies ist aber für die Gesundheitsversorger wie zum Beispiel Spitäler oder Heime eine enorme Herausforderung wegen Kompatibilitätsproblemen beim internen Datenabgleich (vgl. Räpple, 2011, S. 12).

Andrea Belliger sieht E-Health als ein vernetztes, globales Denken mit dem Ziel, das Gesundheitswesen und die Gesundheit im Allgemeinen mit Einbezug von Informations- und Kommunikationstechnologien weltweit zu verbessern. Sie glaubt, dass E-Health weit mehr ist als Telemedizin, medizinische Informatik oder elektronische Patientendossiers (vgl. Belliger, zit. in Räpple, 2011/04 S. 12).

Je länger je mehr werden auch Patientinnen und Patienten Expertinnen und Experten ihrer Gesundheit. Das Wissen über die Gesundheit ist daher nicht mehr allein in den Händen von Gesundheitsfachpersonen. Es gibt daher neue zukünftige Wünsche von der Bevölkerung. Hier einige reale Szenarien, denen wir uns stellen müssen:

- Virtuelle Betreuung von Menschen mit chronischen Krankheiten via Webcams, Foren und spezialisierten Gesundheitsportale.
- Nachsorge nach Operationen via Handy-Applikationen und Video.
- Virtuelle Wundberatung beziehungsweise Wundkontrolle, z. B. mittels Handy-Kamera und spezifischen Handy-Applikationen.
- Virtuelle Betreuung von zu Hause lebenden Menschen mit psychischer Behinderung.

- Betreuung von Menschen mit beginnender Demenz, die zu Hause leben, mittels periodischer Videoschaltung, Sturzüberwachung durch Sensormatten und Koordination von Helferketten via Handy-Applikationen.
- Täglicher Gesundheitscheck via Handy-Applikationen bei Menschen mit gesundheitlichen Problemen (z.B. Hypertonien, Atemwegerkrankungen oder Ernährungsproblemen).
- Beratung und Betreuung in Foren von Betroffenen mit gesundheitlichen Problemstellungen und ihren Angehörigen (zit. Räpple 2011/04, S 13).

Für Ulrich Wirth ist unbestritten, dass viele Menschen dank den Möglichkeiten der webbasierten Kommunikationstechnologien im Internet professionelle Dienstleistungen des Gesundheitswesens nutzen, um eine Stärkung ihrer aktuellen oder potentiellen Wünsche zu erreichen. Die Betroffenen kümmern sich um ihre Gesundheit und übernehmen dadurch eine hohe Verantwortung. Vielfältige Spielformen von Netzwerken unterstützen diese Situation. Es gibt den Austausch von Gleichbetroffenen, aber auch den Austausch von Expertinnen und Experten der Pflege sowie mit Medizinerinnen und Medizinern. So entstehen auch Kontakte zu Forschern. Es ist ein bekanntes Phänomen, dass Betroffene ihr Wissen gerne teilen. Dies kann in den Communities des Internets festgestellt werden. Dabei handelt es sich nicht immer um Fachbuchwissen, in hohem Masse betrifft es Erfahrungswissen. Dies hat für die Betroffenen eine grosse Bedeutung. Daher kann das Wissen auch eine Form von Empowerment darstellen. Wirth ist überzeugt, dass „empowered patient" eine neue Einflussgrösse auf dem Gesundheitsmarkt erzeugen (vgl. Wirth, zit. in Räpple, 2011/07, S. 21).

Dass diese Art von Gesundheitsvermittlung einen kritischen Umgang mit falschen Informationen und Heilsversprechen erfordert, liegt auf der Hand. Dieser Umgang benötigt Medienkompetenz, die ein regelmässiger Bestandteil von Fortbildungen sein sollte. Zum Mitwirken an dieser Problemstellung braucht es daher eine konsequente Förderung der Patientenbeteiligung durch alle Akteure im Gesundheitswesen (vgl. Räpple, 2011/07, S. 22).

2.3.2 Mobiles Lernen im Spital

Im beruflichen Alltag der Pflegenden wird die gesundheitsrelevante Internetnutzung Auswirkungen mit sich bringen. Durch pflegerelevante Webdienste werden auch unterstützende Nachsorge, Angehörigenbetreuung, Beratung bei chronischen Krankheiten etc. zukünftig vermehrt von den Dienstleistern wie Spitälern und Arztpraxen angeboten werden (vgl. Räpple, 2011/07, S. 23).

Dies zieht selbstverständlich Konsequenzen für die berufliche Bildung nach sich. Durch diese Situation müssen sich Pflegende über die unterschiedlichen Gesundheitsangebote kundig machen. Es ist nötig, ihr Fachwissen einzubringen. Daher muss die Medienkompetenz bei Pflegenden in der Grundausbildung wie im Weiterbildungsbereich gefördert werden. Dies ist ein grosses Gebiet und reicht von der Handhabung des Computers über die Anwendung von Softwareprogrammen bis hin zur Betreuung von Online-Gruppen und Online-Expertengruppen zu Pflegethemen. Hier müssen ebenfalls Informationen von Behörden, Verbänden und Interessengruppen gelernt und eingeübt werden. Dadurch wird eine Förderung der Medienkompetenz bei den Pflegenden nötig sein. Um dieser Herausforderung gerecht zu werden, sind die Pflegenden selbst, aber auch die Betriebe gefordert. Für die Integration der internetbasierten Informations- und Kommunikationstechnologien sind Aus- und Weiterbildungen notwendig. Zwar wissen wir noch nicht genau, wie die zukünftigen Pflegeinhalte aussehen werden. Eines ist aber sicher, die Patientinnen und Patienten werden veränderte Ansprüche aufweisen und wollen gut informiert sein (vgl. Räpple, 2011/07, S. 23).

Im OPS-Bereich sind zusätzlich Kenntnisse über die Operationstechniken und Implantate von grosser Bedeutung. Dieses Firmenwissen muss ständig aktualisiert werden.

Marisa Wilson, Pflegeinformatik-Expertin aus Amerika beklagt, dass in der Kommunikation zwischen Patientinnen/Patienten und Versorgern ein enormes Potenzial brach liege. Beispielsweise dienten Spital-Webseiten nur für PR-Zwecke. Es sei daher eine empfehlenswerte Aufgabe der Pflege, Gedanken über den Gebrauch von sozialen Medien und E-Mails zu ergreifen, da sich darin grosse Chancen für das Gesundheitsbewusstsein bieten. Daher sei es wichtig, die sozialen Medien zu beherrschen, damit die Werkzeuge zur Verfügung stehen, um die Pflegezeit effizient zu nutzen. In der Schweiz nutzen bereits 3 Millionen Facebook-User privat diese Kommunikationsform (vgl. Wilson, zit. in Camenzind, 2013/06, S. 12).

Hier die Definition „Soziale Medien" von Martina Camenzind:

„Als soziale Medien werden alle Plattformen verstanden, die die Nutzer über digitale Kanäle in der gegenseitigen Kommunikation und im interaktiven Austausch von Informationen unterstützen. Sie basieren ausschliesslich auf digitalen Kommunikationskanälen, weisen relativ geringe Einstiegsbarrieren auf und benötigen nur geringe Ressourcen. (Internetzugang, Computer, Smartphone)."

Die American Nurses Association hat folgende sechs Grundsätze formuliert für den verantwortungsvollen Umgang mit sozialen Medien:

1. Keine individuellen Patienteninformationen übermitteln oder online stellen, die Rückschlüsse auf dessen Identität möglich machen.

2. Die ethisch vorgeschriebenen Grenzen in der Beziehung zwischen Patient und Pflegeperson einhalten.

3. Sich bewusst sein, dass PatientInnen, Arbeitskollegen, Arbeitgeber und Institutionen die Einträge sehen können.

4. Die Möglichkeit zur Privatsphäreneinstellung nutzen und sicherstellen, dass private und berufsbezogene Informationen klar getrennt sind.

5. Wenn sie feststellen, dass in Online-Inhalten die Privatsphäre, Rechte oder das Wohl von Patienten gefährdet werden, die zuständigen Autoritäten informieren.

6. Sich an der Entwicklung von betrieblichen Leitlinien für das Verhalten im Internet beteiligen (zit. in Camenzind, 2013/06, S. 10).

Bei der Nutzung von sozialen Medien bieten sich eine Vielzahl von Möglichkeiten an. Es ist aber grundlegend, Risiken zu beachten. Professionelle ethische und juristische Grundsätze gelten auch im World Wide Web. Das Berufsgeheimnis und die Schweigepflicht über die Privatsphäre der Patienten müssen gewahrt bleiben. Es ist daher ein Prinzip, die gleiche Professionalität zu beweisen, wie in Begegnungen von Angesicht zu Angesicht (vgl. Camenzind, 2013/06, S. 12).

Die Hochschulen in der Schweiz nehmen die neuen Herausforderungen wahr und erarbeiten neue Bildungslehrgänge. Es ist daher wichtig, auch in den Spitälern und Gesundheitsdiensten Konzepte von mobilem, arbeitsbasierten Lernen zu erarbeiten, die den entsprechenden Bedürfnissen angepasst sind.

3. BEDARFSABKLÄRUNG MOBILES LERNEN IM SPITAL ZOFINGEN

Für die Bedarfsabklärung wurde im Herbst 2012 ein Fragebogen zur Abklärung des Informations- und Kommunikationsstandes der Mitarbeitenden im Operationssaal erarbeitet und den Verantwortlichen zur Begutachtung abgegeben. Diverse Gespräche führten zum Schluss, dass für die Ausführung des Projektes auf den Fragebogen verzichtet wird, um die Ressourcen des Personals zu schonen. Vorgeschlagen wurde die Umsetzung einer neu strukturierten Lernplattform, welche auf verschiedenen Endgeräten wie PC, Tabletts und Smartphones lauffähig ist.

3.1 AUSGANGSLAGE:

Durch meine Tätigkeit als Operations-Pflegefachfrau mit 60 %-Anstellung, der Projektleitung „Regalsuche" und dem Buchprojekt stellte ich Möglichkeiten zum mobilen Lernen fest. Ich überlegte mir, welche Möglichkeiten zum mobilen Lernen ins „Wissensmanagement" eines Spitals integriert werden könnten. Zur gleichen Zeit beobachtete ich immer wieder, wie vom Personal Handys benutzt werden sowie die rasante Weiterentwicklung der technischen Möglichkeiten. Es tauchte die Frage auf, ob nicht die Möglichkeit besteht, dass die Mitarbeitenden eines Spitals ebenfalls mobil lernen könnten, da sie mit den Handys über die notwendigen Geräte und Verbindungen verfügen. Viele informelle Gespräche werden geführt, die möglicherweise für das Unternehmen Spital und die E-Health-Strategie wertvoll sind.

Ich stellte mir ebenfalls die Frage, ob „mobiles Lernen" nicht gesundheitsfördernd und motivierend sein könnte, speziell für Angestellte mit einem Teilpensum oder Karriereplänen.

Ist die Zeit reif für „mobiles Lernen" im Spital? Welche Schritte sind für eine Umsetzung notwendig?

Die gesundheitsförderlichen Aspekte werden mit einem Fragebogen abgeklärt. Diese Analyse zeigt zugleich die heutige Situation bezüglich „mobiles Lernen" im Spital auf. Daraus kann mit gezielten Schritten die praktische Umsetzung geplant werden.

Globalziel:

Die Mitarbeitenden können zeitlich und örtlich unabhängig die Wissensplattform mit mobilen Endgeräten benützen und sich über aktuelle Themen informieren und das notwendige Wissen laufend lernen.

Teilziele:

- Kennen der Situation und der Möglichkeiten in der heutigen Gesellschaft.
- Standortbestimmung betreffend der Mitarbeitenden für die Nutzung mobiles Lernen.
- Bedürfnisse der Mitarbeitenden abklären.
- Sensibilisierung der Mitarbeitenden über das Thema „mobiles Lernen".
- Wie sind die Vorstellungen der Mitarbeitenden zum mobilen Lernen.
- Auswertung der Befragung mittels einer Statistik.
- Empfehlungen zu Handen der Spitalleitung ausarbeiten.

Hypothese:

Die Fehlerrate beim Personal sinkt dank erhöhter Fachkompetenz.

Erhöhte Fachkompetenz stärkt das Selbstvertrauen und führt zu weniger Stress- und Problemsituationen.

Grobplanung:

Für die Umsetzung des Projektes wird eine entsprechende Situationsanalyse benötigt. Daher die konkrete Projektidee: „Bedarfsabklärung Pilotprojekt Operationssaal: Mobiles Lernen für die Mitarbeitenden".

Ein ausführlicher Zeitplan über 12 Monate sowie ein Organigramm dienen der Vorsitzenden der Spitalleitung für das weitere Vorgehen. Als Projektleiterin erhalte ich professionelle Beratung von der Firma SDN, Obfelden. Als Leitlinie gelten folgende Projektziele:

- Standortbestimmung für die Nutzung des Mediums mobile Endgeräte.
- Die Bedürfnisse der Mitarbeitenden abklären.
- Sensibilisierung der Mitarbeitenden für das Thema „mobiles Lernen".
- Vorstellung des Personals über „mobiles Lernen" kennen.
- Projektberichterstattung zu Handen der Spitalleitung.

Da ich bei der Planung für eine Befragung mit einem Fragebogen nicht grosses Interesse verspürte, suchte ich einen anderen Weg für die Erarbeitung der Grundlagen. Aus mehreren Gesprächen mit der Leitung Pflegedienst resultierten wertvolle Erkenntnisse. Auf die Abgabe eines Fragebogens konnte deshalb verzichtet werden.

Als nächster Schritt entstand ein Konzept für eine Lernplattform auf elektronischer Basis. Die verschiedenen Themen werden mit Bildern visualisiert. Diesbezügliche Abklärungen mit den leitenden Gremien ergaben die Möglichkeit der Umsetzung.

4. Möglichkeiten und Grenzen des Mobilen Lernens im Spital mit Fokus auf Gesundheitsförderung.

In diesem Kapitel werden die theoretisch erarbeiteten Erkenntnisse ausgewertet. Möglichkeiten und Grenzen vom mobilen Lernen im Spital werden aufgezeigt anhand eines Spitals mit Grundversorgung.

Wie wir anhand der Schweizer Gesundheitsaussenpolitik und Gesundheitsinnenpolitik (Kap. 2.1.1 und 2.1.2) gesehen haben, stehen wir in der Schweiz an einer Neuausrichtung im Thema Gesundheit. Die Politik hat die Richtung gestützt auf die WHO neu formuliert in einem Massnahmenkatalog mit Handlungsfeldern für die Schweizer Gesellschaft. In dieses Paket fliessen ebenfalls die heutigen Möglichkeiten der digitalen Welt, die mit grossen Herausforderungen bewältigt werden müssen (Kap. 2.1.4). Dass wir bereits mitten in dieser Reform stehen, zeigt sich in der Kommunikation im Gesundheitswesen und in den Spitälern. Durch die technischen Fortschritte im Kommunikationsbereich und die demografische Veränderung in der Gesellschaft sind wir ebenfalls im Bildungsbereich im Spital gefordert (Kap. 2.1.5). Dies ist eine neue Herausforderung für nicht universitäre Spitäler ohne angeschlossen Schule. Sie fordern einen Bildungsmanager in der Alltagspraxis einerseits in Abhängigkeit vom Veränderungsdruck und anderseits der Komplexität des sozialen Systems. Durch das Zusammenspiel von Unternehmen und Bildungsorganisation wird dies ermöglicht. Somit ist das Bildungsmanagement zentraler Unterstützungsprozess des Unternehmens, was die Spannungslagen der Bildungsorganisation für die ganzheitliche Umsetzung angeht.

In die oben genannten Reformprozesse gehören die Entwicklung von mobilem Lernen und die nötigen Anpassungen. Durch die technischen Fortschritte bei der Kommunikationstechnologie und die Veränderungen der Studiengänge an den Hochschulen ist das mobile Lernen je länger je aktueller (Kap. 2.3). Dadurch gibt es neue Bedürfnisse und verändertes Bewusstsein für Patienten und Mitarbeitende im Spital, die überdacht und angepasst werden müssen. Die Medienkompetenz bei den Mitarbeitenden und im Weiterbildungsbereich muss gefördert werden. Es ist wichtig, auch in den Spitälern Konzepte von mobilem, arbeitsbasiertem Lernen zu entwickeln, die den entsprechenden Bedürfnissen angepasst sind.

Dass die Rahmenbedingungen für die Mitarbeitenden in einem Spital nicht einfach gegeben sind, erklärt sich aus den obigen Ausführungen. Damit notwendige Anpassungen von der Spitalführung realisiert werden, müssen diese immer wieder von der operativen Leitung in harter Knochenarbeit vorbereitet und weiter gegeben werden. Die Bereitschaft, Risiken einzugehen und das Bedürfnis nach Sicherheit sind zwei wesentliche Elemente der Gesundheitsförderung. Das Risiko muss daher kalkulierbar sein. Rasche Entscheidungen sind oft notwendig. Die Beurteilung der Auswirkungen und die Entwicklung der öffentlichen Meinung kann nicht immer getestet werden.

Der Umgang mit den Risiken ist eine politische und eine gesellschaftliche Aufgabe und muss daher von der gesundheitsfördernden Seite unterstützt werden (vgl. Heller, 2012, S. 51f).

Wie wir daraus entnehmen, gibt es auch Grenzen für eine Befragung. Diese Arbeit ist zeitaufwendig und nicht in jedem Falle anzuwenden. Die normalen Arbeitsabläufe dürfen dadurch nicht an Qualität verlieren.

5. EMPFEHLUNGEN

Auf Basis der Recherche und den gewonnenen Erfahrungen in der Praxis werden allgemeine Gestaltungsempfehlungen und anschliessend konkrete Handlungsempfehlungen abgegeben.

5.1 ALLGEMEINE GESTALTUNGSEMPFEHLUNGEN

Die Entwicklung der Informations- und Kommunikationstechnologien zeigen, dass mobiles Lernen für die Zukunft vorgegeben ist. Um diese Herausforderungen positiv anzunehmen ist es von Vorteil, ein entsprechendes Konzept zu erarbeiten mit folgenden Fragen:
- Was soll eine Lernplattform beinhalten?
- Wie erreicht man die Mitarbeitenden für eine Lernplattform?
- Was für Bedingungen sind gefragt?

Eine Gesamtstrategie muss vorhanden sein oder entwickelt werden:
- Wie soll die Navigation sein?
- Wie wird Vertrauen aufgebaut?
- Welche Optionen werden einbezogen?

Es ist von Vorteil, wenn folgende Bedingungen eingehalten werden:
- Sorgen Sie für mehr Bequemlichkeit.
- Bieten Sie einen einzigartigen Wert.
- Schaffen Sie soziale Vorteile.
- Geben Sie Anreize.
- Unterhalten Sie.

Wichtige Punkte für eine Lernplattform:
- Führungskräfte müssen sich auf marktbezogene Werkzeuge konzentrieren.
- Mitarbeitende schätzen Lernbeiträge, die gut ausgearbeitet sind und inhaltlich Neuland betreten.
- Für die Mitarbeitenden muss ein Nutzen erkennbar sein.
- Unterstützung der Alltagsarbeit mit visuellen Elementen.
- Weniger ist mehr!

5.2 Handlungsempfehlungen für gesundheitsförderndes Mobiles Lernen

Die Arbeitsverrichtung und damit die Anforderungen der Mitarbeitenden bei der Schweizerischen Post verändern sich laufend und werden als Beispiel in der Bildungslandschaft gesehen. Die Post wird mit ihren Angeboten an der Schnittstelle der physischen und digitalen Welt zu den innovativsten Unternehmen gezählt. Sie hat als Ziel:

Lernszenarien müssen die direkte Integration von Lerninhalten in den Arbeitsprozess anstreben. Sie setzen die Aus- und Weiterbildung ihrer Mitarbeitenden auf Säulen, wie sie in der Trendstudie 2011 in Deutschland, Österreich und der Schweiz favorisiert wurde:

- Blended Learning
- Mobiles Lernen (Zugang auf Lerncontent von überall her)
- Tools zur virtuellen Zusammenarbeit
- Web based Training (vgl. Keist, Gissler 2013, S. 221)

Empfehlenswerte Punkte:
- In einem Konzept müssen Onlinephasen und Präsenzphasen didaktisch aufeinander abgestimmt werden.
- TrainerInnen übernehmen Coaching-Aufwände für die Betreuung der Mitarbeitenden.
- Die notwendigen Tools werden zur Verfügung gestellt.
- Für kollaborative Arbeiten werden TrainerInnen zur Verfügung gestellt.
- Für best Practice und lessons learned bilden sich Personen zu Gruppen.
- Dadurch entsteht ein Zusammenspiel mit verschiedenen Akteuren wie Lernkameraden, Trainern, Coaches, Tutoren, Institutionen und Communities (vgl. Keist, Gissler, 2013, S. 221f.).

In der folgenden Abbildung wird die E-Learning-Landschaft aufgezeigt:

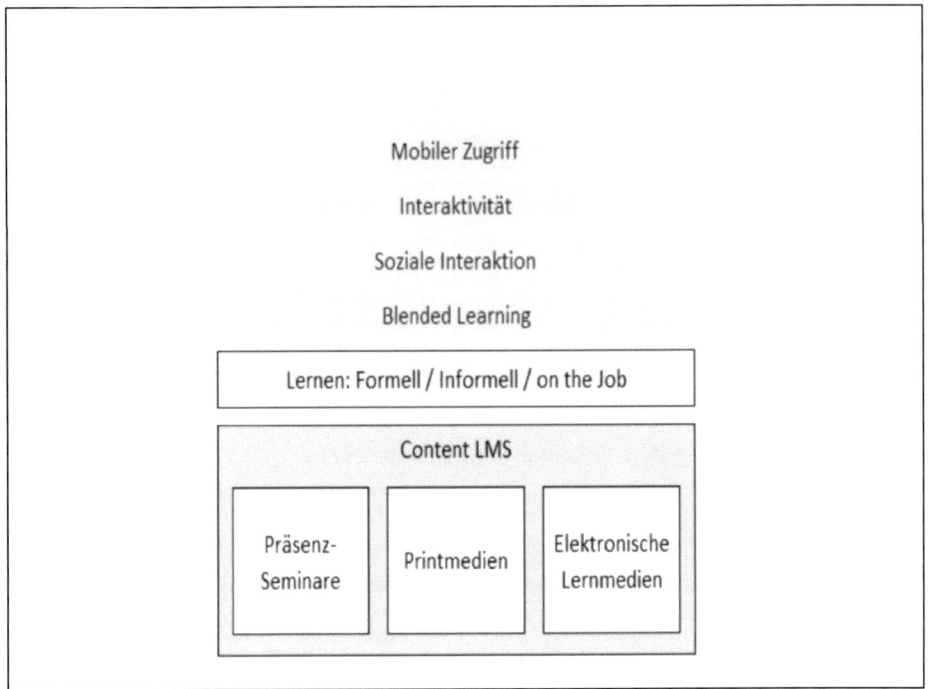

Abb. 6: E-Learning-Landschaft (vgl. Keist, Gissler, 2013, S. 235).

Grundsatz der Post für „mobiles Lernen" ist: Mobiles Lernen findet statt, wenn mobile Mitarbeitende mit Hilfe von geeigneten (mobilen) Technologien in unterschiedlichen sozialen und räumlichen Kontexten auf Lerninhalte zugreifen können. Die Mobilität des Mitarbeitenden steht im Vordergrund, die Technologie ist letztlich nur Mittel zum Zweck.

Im Rahmen des mobilen Lernens ist es empfehlenswert, ein Evaluationssystem einzubauen.

6.RÜCKBLICK, ZUSAMMENFASSUNG

Das Ziel der Projektarbeit war eine Situationsanalyse über „Mobiles Lernen" im Spital aus Sicht der Gesundheitsförderung zu erstellen. Mit einer ganzheitlichen Betrachtung der drei Hauptgestaltungsfelder von Güssow (2005, S. 124) kreierte ich einen Fragebogen über mobiles Lernen zur Abklärung der heutigen Situation im Operationssaal:

1. *Gestaltungsfeld: Human Ressource Management. Damit ist gemeint, dass die Gestaltung durch jene Unternehmensstruktur vorteilhaft ist, welche einen Wissensaufbau und einen Wissenstransfer unterstützt.*

2. *Gestaltungsfeld: Informations- und Kommunikationsmanagement. Unterstützt ein flexibles Wissensmanagement für kontinuierliche Verbesserung der Wissensbasis.*

3. *Gestaltungsfeld: Die Organisation integriert das Wissensmanagement in der Prozessperspektive der Gesundheitsorganisation.*

Anhand dieser Befragung könnten anschliessend gezielte Schritte für eine praktische Umsetzung geplant werden. Somit recherchierte ich folgendes Umfeld: Die Globalisierung in der aktuellen Zeit, die digitale Welt im Gesundheitswesen, das globale Bildungsmanagement im Spital und das umfangreiche Thema über mobiles Lernen. Der Entwurf des Fragebogens wurde den Leitenden zur Überprüfung abgegeben.

Aus mehreren Gesprächen mit der Leitung Pflegedienst resultierten immer wieder wertvolle Erkenntnisse. Die grossen Fortschritte in der Technik, die neuen Bildungsvorgaben, die politischen Grundlagen in der Gesundheitspolitik und die praktischen Erfahrungen im Alltag führten zur Idee einer Lernplattform auf elektronischer Basis. Diese Idee wurde weiter entwickelt. Eine praktische Bedürfnisaufzeichnung für die Struktur einer Lernplattform ergab, dass ein solches Vorhaben in absehbarer Zeit umzusetzen wäre. Eine Demoversion für eine Lernplattform über das Fachgebiet Neurochirurgie wurde erarbeitet und der OPS-Leitung vorgestellt.

Da nun die Entwicklungsarbeiten für die Plattform erfolgreich fortgeschritten sind, erübrigte sich die Abgabe des Fragebogens.

LITERATURVERZEICHNIS

Bachmann, Ben (2011). Pädagogisch über das Handy nachdenken – Von der kritischen Medienkompetenzförderung zum mobilen Lernen. (S.213-221) In Friedrich, Bachmair, Risch (Hrsg.), Mobiles Lernen mit dem Handy, Herausforderung und Chance für den Unterricht. Weinmann und Basel: Beltz Verlag.

Bundesamt für Berufsbildung und Technologie (BBT) (2012, 11.Juni) Vernehmlassung zu einem Entwurf für ein Bundesgesetz über die Weiterbildung. Gefunden am 21.Mai 2013 unter www.news.admin.ch/NSBSubscriber/message/attachments/27380.pdf).

Bundesamt für Gesundheit (BAG) (2013, 23.Januar) Eine umfassende Strategie für das Gesundheitswesen. gefunden am 8. März 2013 unter http://www.bag.admin.ch/gesundheit 2020/index.html

Camenzind, Martina (2013). Pflege und soziale Medien. Pflegepersonen sollen diese Chance wahrnehmen. Krankenpflege 6/13, 8-12.

Careum Schweiz. Selbstgesteuertes Lernen. Gefunden am 22.06.13 unter http://www.careum.ch/selbstgesteuerteslernen

Djelid, Dorit (2012). Direkte Datenlieferung für verbesserte Branchen-PR. Competence-Hospital Forum, 12/12. 24.

Doc Handy/Trendreport (2012). Gefunden am 02.10.2012 unter http://trendreport.betterplace-lab.org/trend/gesunde-handys

Fachhochschule Zentralschweiz (2003). Die Reise nach Bologna, Wegleitung zur „Bologna-Reform" für Dozierende und Studierende an der Fachhochschule Zentralschweiz (FHZ).

Forschungsprojekt zum Lernen mit allgegenwertigen Systemen und Sozialen Medien (2012): Gefunden am 2.10.2012 unter http://www.digital-lernen.de/nachrichten/medienforschung/einzelansicht/artikel/forschung

Frohberg, Dirk (2008)."Mobile Learning". Dissertation Der Wirtschaftswissenschaftlichen Fakultät der Universität Zürich. Gefunden am 18.07.13 unter http://www.m-learning-frohberg-komprimiert.pdf

Gallati, Franziska (2012). Die Schweiz ist heute Hauptakteurin in Debatten zur globalen Gesundheit. Competence-Hospital Forum 12/12, 20-21.

Globalisierung (2013).Wikipedia, freie Enzyklopädie. Gefunden am 11.02.13 unter http://de.wikipedia.org/wiki/Globalisierung

Güssow, Jan (2005). Potential und Aufbau eines (behandlungs-) prozessorientierten Wissensmanagements. In Greulich (Herg.) Wissensmanagement im Gesundheitswesen (S.117-147). Heidelberg: Economica Verlagsgruppe Hüthig, Jehle Rehm Gmbh.

Hasanbegovic, Jasmina (2008). Beratung im betrieblichen Bildungsmanagement, Analyse und Gestaltung eines Situationstypen. Gefunden am 24.05.2013 unter

http://verdi.unisg.ch/edis.nsf/SysLkyByIdentifier/3507/$FILE/dis3507.pdf

Heller-Meier, Monika (2012). Wissensorientierte Spitalführung, effizientes Lernen und Arbeiten mit Computerunterstützung. Hungen: Verlag hpsmedia.

Holm, Jürgen; Lehmann, Michael; Gasenzer, Rolf (2013). Das Spitalinformationssystem als Erfolgsfaktor im Wettbewerb. Competence-Hospital Forum 05/13, 12-12.

Keist, Marcel; Gissler, Max (2013). E-Learning bei der Schweizerischen Post wird laufend mobiler. In de Witt, Sieber (Herg.) Mobile Learning, Potenziale, Einsatzszenarien und Perspektiven des Lernens mit mobilen Endgeräten. (S.219-239). Wiesbaden: Springer Fach¬medien.

König, René (2012). Wechselbeziehungen zwischen Wikipedia und Wissenschaft. Gefunden am 21.04.13 unter http://www.bpb.de/gesellschaft/medien/wikipedia/145829/wechselbeziehung-zwischen-wikipedia-und-wissenschaft

Landwehr, Norbert; Müller, Elisabeth (2008). Begleitetes Lernen, Didaktische Grundlagen und Umsetzungshilfen. (2.Aufl.). Bern: Hep, Verlag AG.

Medienkonvergenz (2013). Gefunden am 01.07.2013 unter http://de.wikipedia.org/wiki/Medienkonvergenz

Mehl, Matthias (2013). Das Smartphone wird in Zukunft noch smarter. Digital Lifestyle veröffentlicht im Tagesanzeiger am 28.06.13, S.4.

Piana, Caroline (2013). H+ will verhältnismässige Datenübermittlungen. Competence-Hospital Forum 05/13, 25.

Räpple, Bernd (2011). E-Health und soziale Medien. Wenn sich Patienten im Internet schlau machen. Krankenpflege 7/11, 20-23.

Räpple, Bernd (2011). Eine neue Kundschaft. Gefunden am 24.01.13 unter http://www.lindenhofschule.chfileadmin/data/documents/Pressemittelungen/schauplatz_spitex_1104_raepple.pdf

Risch, Maren; Friedrich, Katja (2011). Handyfunktionen: Was steckt alles drin? Das Handy als Schnittstelle der Medienkonvergenz (S. 15-16) In Friedrich, Bachmair, Risch (Hrsg.), Mobiles Lernen mit dem Handy, Herausforderung und Chance für den Unterricht. Weinmann und Basel: Beltz Verlag.

Sägesser, Daniel (2012). Schweiz gibt sich nationale Strategie für Gesundheitsfragen. Competence-Hospital Forum 12/12, 18-19.

Schmid, Adrian (2013). eHealth in den Spitälern: Auf die Plätze fertig, los! Competence-Hospital Forum 05/13, 18-19.

Staatssekretariat für Bildung, Forschung und Innovation (SBFI) (2013.15.05) Bundesrat überreicht Botschaft zu Weiterbildungsgesetz an Parlament. Gefunden am 21.Mai 2013 unter www.sbfi.admin.ch/aktuell/medien/00483/00594/index.html

Staatssekretariat für Bildung, Forschung und Innovation (SBFI) Weiterbildung. Gefunden am 21.Mai 2013 unter www.sbfi.admin.ch/themen/01366/01382/index.html

Stoffel, Urs (2012). Sichere Kommunikationswege und Identifikationsmittel in der digitalen Welt des Gesundheitswesens. Schweizerische Ärztezeitung, 45/12, S. 1637.

Wales, Jimmy (2001). Hello World. Wikipedia. Gefunden am 21.04.13 unter http://www.bpb.de/gesellschaft/medien/wikipedia/

Weingartner, Florian (2013). Krimis auf Knopfdruck ausleihen. Neue Luzerner Zeitung am 28.06.13, Nr. 147, S.26.

Teil 2

Umsetzung Pilotprojekt

Multimediales Lernen im Spitalalltag, zeitlich und örtlich unabhängig

Inhalt Teil 2

Vorwort

Die Faszination des Themas „Mobiles Lernen im Spital" blieb weiterhin bestehen und motivierte mich für die Weiterbearbeitung. Das Projekt „Multimediales Lernen im Spitalalltag, zeitlich und örtlich unabhängig" wurde für die Praxis im Operationssaal im Spital Zofingen bearbeitet. Weitere Grundlagen der genannten Fachgebiete wurden studiert und festgehalten, um einen fundierten Überblick zu erhalten, die als Schwerpunkte für die Umsetzung integriert werden könnten. Für die Auseinandersetzungen mit diesen Grundlagen bot mir das Spital Zofingen die Möglichkeit. Ich entschied mich, meine diesbezüglichen Erfahrungen in Buchform festzuhalten. Für die tatkräftige Unterstützung dieser Arbeit bedanke ich mich an dieser Stelle bei all jenen Personen, die mir beigestanden sind.

Ganz herzlich bedanke ich mich bei Frau Anne Grossen, Frau Michaela Woestenberg und Frau Doris Jäggi, KSA, die mir mit wertvollen Ratschlägen zur Seite gestanden sind.

Ich danke Herrn Dr. Christian Reize, CEO, Frau Caroline Nyfeler, Frau Gudrun Hochberger, Leitung Pflege und den Herren Dr. med. Jürg Gurzeler, Chefarzt Chirurgie SPZ und Prof. Dr. med. Javier Fandino, Chefarzt Neurochirurgie KSA für das entgegengebrachte Vertrauen und die mir gebotene Möglichkeit, diese Arbeit in Buchform schreiben zu dürfen.

Ganz herzlich bedanken möchte ich mich bei Herrn Reto Gfeller, Herrn Pascal Lisske, Herrn Christoph Wiederkehr und Herrn Maurizio Bianchi der Firma easyLearn Schweiz in Obfelden, wo ich die Entwicklung der Lernplattform mitverfolgen durfte und mein Wissen im Bereich praktische Umsetzung im E-Learning vertiefen konnte.

Ich bedanke mich auch bei meinen KollegInnen im Operationssaal. Sie unterstützten mich bei den Zielvorstellungen der Lernrezepte und mit dem Start des Erarbeitens der Lernrezepte. Ohne diese Unterstützung hätte diese Arbeit nicht ganzheitlich betrachtet werden können.

Zu guter Letzt gilt mein Dank all jenen Menschen, die mir bei dieser Arbeit immer wieder beigestanden sind. Dazu gehört auch mein Mann, der mich bei Schwierigkeiten mit der EDV unterstützte.

1. EINLEITUNG

In der heutigen Gesellschaft ist die Flexibilität und Mobilität je länger je gefragter. In einem modernen Spital kommt man um dieses Phänomen nicht herum. Computer, Tablets und Smartphones erfordern Anpassungen an die Infrastruktur. Durch mobiles Lernen im Alltag werden Raum und Zeit in verschiedenen Kontexten an die rasant fortschreitenden Technologien angepasst. Das Wissen wird neu konstruiert und gestaltet. Dazu braucht es technologische Kenntnisse, aber auch ein didaktisches Design, damit ein zukunftsorientiertes Werk entsteht. Die Vielfältigkeit ist gross und muss immer wieder durch neue Errungenschaften angepasst werden. Die Weiterbildung ist daher eine grenzenlose Herausforderung. Im Gesundheitswesen verhalten sich die Machbarkeit und die Realität im Alltag oft widersprüchlich. Daher muss dem Kosten-/Nutzenverhältnis besondere Beachtung geschenkt werden. Auch die Gesellschaft unterliegt diesem Bildungsprozess. Sie wird mit neuen Behandlungsmethoden konfrontiert. Die Akzeptanz solcher Neuerungen ist abhängig von den rhetorischen und kompetenten Ausführungen der Fachpersonen. Leicht verständliches Informationsmaterial muss angefertigt und aktualisiert werden.

Was heisst das, wenn man dies aus der gesundheitsfördernden Sicht betrachtet?

Wo steht die Autonomie der PatientInnen, der Mitarbeitenden und den Fachpersonen?

Wie kann mobiles Lernen umgesetzt und eingesetzt werden?

Diese Technologien sind in einem Spital nicht aufzuhalten. Es braucht ein konkretes Design, damit die neuen Technologien integriert werden und das Lehren und Lernen in diesem Umfeld nachhaltig ist. Dank mobilem Lernen wenden sich die Lehrenden dem informellen Lernprozess vermehrt auch ausserhalb der Lernveranstaltungen zu.

Im folgenden Kapitel werden die Theorien über Autonomie als Herausforderung für die Gesundheitsförderung/Prävention, Lehren und Lernen mit Medien, Management der Wissensarbeit und Mobiles Lernen im Gesundheitswesen und im Spital beschrieben.

Im dritten Kapitel wird das Konzept für eine Lernplattform im OPS beschrieben und wie ein Pilotprojekt zu diesem Thema angepackt werden kann.

Im vierten Kapitel werden die Möglichkeiten und Grenzen einer Lernpattform aufgezeigt und anhand von Hypothesen ausgewertet.

Im fünften Kapitel wird ein Entwicklungsleitfaden über Mobiles Lernen im Spital aufgezeigt und mit einer Gestaltungsempfehlung abgerundet.

Im Schlusskapitel werden ein Rückblick und eine Zusammenfassung beschrieben und die anfänglich gestellten Fragen prägnant beantwortet.

Diese Arbeit richtet sich an PraktikerInnen der Pflege im Spital auf der nicht universitären Ebene. Sie kann ebenfalls Denkanstösse für ähnliche Projekte geben.

2. Theorien der Begrifflichkeiten

Im folgenden Teil betrachten wir die Begrifflichkeiten Autonomie, die Gesundheitsförderung in der heutigen Zeit, wichtige Konzepte für die Gesundheitsförderung. Weitere Schwerpunkte bilden Lehren und Lernen mit Medien, mobiles Lernen, mobiles Lernen im Gesundheitswesen und im Spital.

2.1 Autonomie als Herausforderung für die Gesundheitsförde-rung/Prävention

Es wird ein Blick auf die heutige Gesundheitsförderung geworfen. Unter dem Titel „Autonomie als Herausforderung für die Gesundheitsförderung und Prävention" fand die 15. nationale Gesundheitsförderungskonferenz 2014 in Lausanne statt.

2.1.1 Definition Autonomie

Die Gesundheitsförderung Schweiz definiert Autonomie wie folgt:

„Autonomie ist der Zustand der Selbstbestimmung, Selbständigkeit und Entscheidungsfreiheit und nicht nur ein zentraler Begriff einer aufgeklärten und freiheitlichen Gesellschaft." (vgl. Mattig, 2014, S. 4)

Die oben genannte Definition prägt auch die Gesundheitsförderung. So können dank unserer Selbstbestimmung Beziehungen entstehen. Diese haben auch zum Ziel, die Autonomie der andern zu stärken. Für eine funktionierende und solidarische Gesellschaft ist die Autonomie eine Bedingung. Somit ist es für jede Person ein Muss, das richtige Umfeld und den richtigen Rahmen zu finden, um sich weiter entwickeln zu können. Die grosse Aufgabe ist es nachher, die Balance und das Mass zu halten (vgl. Mattig, 2014, S. 4).

2.1.2 Das gesundheitsfördernde politische Programm

Als politisches Programm betrachtet, zielt die Gesundheitsförderung auf die Lebensstile und Lebensbedingungen ab. Sie geht zurück auf die Prozesse innerhalb der Weltgesundheitsorganisation (WHO). Zur staatlichen Pflicht aufgerufen wurde die Gesundheit als völkerrechtlich verbrieftes Recht und ihre Förderung mit der Gründung der WHO im Jahr 1986 in Ottawa. So wurde von der WHO die Strategie „Gesundheit für alle bis zum Jahr 2000" lanciert. Im Lalonde-Bericht wurde folgendes über Gesundheitsförderung festgehalten:

„Sie ist Wissenschaft und Kunst zugleich, und sie zielt darauf ab, Menschen darin zu unter-stützen, ihren Lebensstil so zu verändern, dass sie eine optimale Gesundheit erreichen können".

In der Ottawa-Charta wurden einige Normen gesetzt. Sie prägen die Tätigkeit in der Gesundheitsförderung entscheidend. Konsequenz dieser Normen ist, dass die Gesundheitsförderung und Prävention zum Zankapfel der Politik wird.

Die Passage über Befähigen und Ermöglichen, die als Norm in der Charta niedergeschrieben ist, führt immer wieder zu Widerständen, die gerecht diskutiert und entschieden werden müssen. Im Zentrum stehen die Chancengleichheit und die Autonomie. In diesem Punkt geht es weniger um die politische Freiheit als um die soziale Gerechtigkeit. So ist es leicht möglich, in Widersprüche zu geraten, wenn es um Selbstbestimmung, Handlungsfreiheit und die Autonomie von Individuen geht. Die zentralen normativen Verankerungen Gleichheit und Freiheit sind in der Gesundheit nicht unmittelbar gleichgerichtet.

In einer gerechten Gesellschaft muss die Ausrichtung der Gesundheitsförderung in einer ausgewogenen Beziehung die Autonomie der Individuen und die Gleichheit in der Gesellschaft herstellen (vgl. Mattig, 2014, S. 6ff.).

2.1.3 PRÄGENDE KONZEPTE FÜR DIE GESUNDHEITSFÖRDERUNG

Ein Teil der Gesundheitsförderung ist die Herausforderung, weil kein umfassendes Modell vorhanden ist. Wir benötigen lenkende und unterstützende Massnahmen, um das Ziel „Autonomie für alle" zu erreichen (vgl. Mattig, 2014, S. 12).

Zwei Aspekte werden von der Gesundheitsförderung betont: „Empowerment und Partizipation". Gleichzeitig will sie die Menschen mit einem lenkenden Ansatz zu einem definierten gesunden Lebensstil bewegen, um die Chancengleichheit zu realisieren (vgl. Mattig, 2014, S. 11).

Gesundheitsförderer und -förderinnen handeln praktisch und pragmatisch. Sie packen dort an, wo es nötig ist und ergeben sich nicht in langen Theorien. Gleichzeitig bewirkt das Fehlen eines Modells im Alltag Probleme. Obwohl Konzepte wie die Salutogenese und die Gesundheitsdeterminanten nicht konsequent umgesetzt werden, ist es empfehlenswert, diese zu kennen und weiterhin für die Zukunft zu nutzen (vgl. Mattig, 2014, S. 10).

Hier die Salutogenese nach Antonovsky. Sie gilt als Rahmenmodell. *„Wichtig ist, zu erkennen, was den Menschen gesund erhält".* Gemäss dieser Theorie gibt es personenbezogene und soziale Schutzfaktoren. Diese erlauben den Menschen, Folgen von Risiken zu vermindern. Durch das Erkennen der personellen Schutzfaktoren wird es den Menschen möglich, die Vorgänge des eigenen Lebens zu analysieren und darin den Sinn zu erkennen. Dies erinnert stark an die Dreiteilung des Pädagogen Pestalozzi (Kopf, Herz und Hand).

Das zweite Konzept betrifft die *sozialen Determinanten der Gesundheit* und geht von folgender Annahme aus: Wie sich unser Gesundheitspotenzial entwickelt wird massgeblich beeinflusst, wie wir aufwachsen. Die Grundvoraussetzungen für die Gesundheit wurden in der Charta-Erklärung niedergeschrieben: Frieden, Unterkunft, Bildung, soziale Sicherheit, soziale Beziehungen, Nahrung, Einkommen, Handlungskompetenzen, stabiles Ökosystem, nachhaltige Nutzung von Ressourcen, soziale Gerechtigkeit, Achtung der Menschenrechte und die Chancengleichheit. Der Brite Michael Marmot mit seinen Kollegen fasst die Bedeutung der sozialen Determinanten in einem Satz zusammen: *„Die sozialen Bedingungen geben den Menschen die Freiheiten, zu sein und zu tun"*. In der Forschung von Marmot und seinen Kollegen wird aufgezeigt, dass wer mehr Gestaltungsfreiheit hat, weniger Stresszustände zeigt und über bessere Gesundheitschancen verfügt. Der Lehrer von Michael Marmot, Geoffrey Rose meinte, die primären Determinanten der Gesundheit seien wirtschaftlicher und sozialer Natur. Nicht auseinander genommen werden dürfen Medizin und Politik. Gesundheitsförderung ist eher ein politisches Programm als eine praktizierende Wissenschaft (vgl. Mattig, 2014, S. 9 - 10).

Wenig diskutiert wird der Ansatz von Sen und Nussbaum, obwohl der Capability-Approach (Verwirklichungschancen-Ansatz) schon früh über für die Gesundheit angewandt wurde. In diesem Ansatz sollen autonome Menschen ihre Bedürfnisse selbst und frei formulieren können. Martha Nussbaum meint genauer dazu: „Es ist Aufgabe der gesellschaftlichen Institutionen, den Bürgern die materiellen, institutionellen und pädagogischen Bedingungen zur Verfügung zu stellen, die ihnen den Zugang zum guten Leben eröffnen und sie in die Lage versetzen, sich für ein gutes Leben und Handeln zu entscheiden". Die Sache des Individuums ist, durch seine Autonomie zu entscheiden, ob ein gesunder oder ungesunder Lebensstil geführt wird. Wichtig ist aber, dass Gesundheitsförderung dazu beiträgt, sich frei zu entscheiden (vgl. Mattig, 2014, S. 12f.).

In allen drei genannten Ansätzen ist ersichtlich, wie die Menschen ihre individuellen Potenziale in Bezug auf ihre Gesundheit am besten nutzen können, sei es durch eigenes Denken, Fühlen und Handeln (vgl. Mattig, 2014, S. 13).

2.1.4 Gesundheitsförderung mit Kopf, Herz und Hand

Wo stehen wir heute in der Gesundheitsförderung?

„Aus politischer Sicht betrachtet ist die Gesundheitsförderung sehr erfolgreich. Ein Vierteljahrhundert nach der Ottawa-Charta ist der Sprung in die höchsten Gremien gelungen. Die Gesundheitsförderung ist mehrheitlich in den internationalen, nationalen, kantonalen und kommunalen Institutionen verankert"(vgl. Mattig, 2014, S. 15).

Wahre Gesundheitsförderung betreiben wir, wenn wir auf das Maximum an Autonomie abzielen und dabei mit unserer Arbeit Verwirklichungschancen eröffnen.

Was bleibt weiterhin zu tun?

Eine der wichtigsten Arbeiten ist, das theoretische Fundament der Gesundheitsförderung zu diskutieren und aufzubauen. Dadurch wird die Basis für künftige Arbeiten und politisches Durchsetzungsvermögen gelegt. Nicht vergessen werden darf unsere pragmatische und praktische Herkunft. So können wir in der Gesundheitsförderung besser werden: Mit Theorie und Praxis und mit Kopf, Herz und Hand (vgl. Mattig, 2014, S. 14).

2.2 Lehren und Lernen mit Medien

Bei diesem Thema wird ein Blick auf die Ausführungen von Gabi Reinmann in ihrem Studientext „Didaktisches Design" geworfen. Sie behandelt darin die Grundgedanken „Lehren & Lernen mit Medien".

2.2.1 Aufbau eines didaktischen Designs

Jede Lernidee wird aus einem Ziel, einer angemessenen Struktur und den gegebenen Rahmenbedingungen ermöglicht. Didaktisches Handeln spielt sich auf verschiedenen Ebenen ab:

- Gestaltung institutioneller Rahmenbedingungen
- Gestaltung übergeordneter Lehrpläne
- Gestaltung von Unterrichtskonzepten
- Gestaltung von Unterrichtseinheiten
- Gestaltung von Lehr- und Lernsituationen

Dies führt zu Informationen für die Gestaltung von Unterrichtsentwürfen (vgl. Reinmann, 2012, S. 8).

Ein anderer Begriff ist das didaktische Szenario. Dies ist ein Entwurf für eine spätere Lehrhandlung in einer konkreten Bildungssituation durch einen Plan oder ein Drehbuch. Dies gilt als Vorbereitung für die Lernprozesse und die erforderlichen Ressourcen (vgl. Reinmann, 2012, S. 8).

Gabi Reinmann's Architektur fürs Lernen zeichnet die folgenden Massnahmen auf:

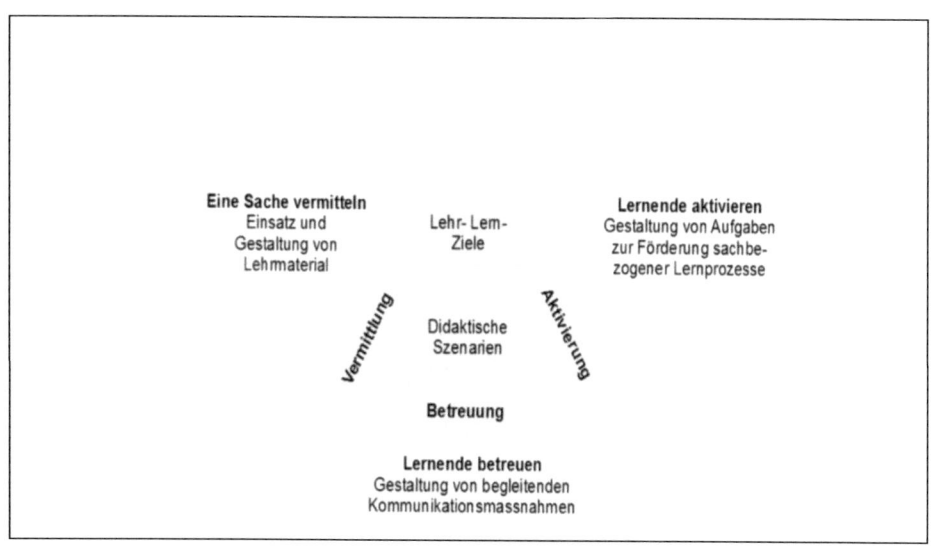

Abb. 1: Reinmann, 2012, S. 9: Grundfigur für den Aufbau eines Studientextes

Sie beschreibt:

- wie man eine Sache vermittelt?
- Wie man Lernende aktiviert?
- Wie man zu einem Unterrichtsentwurf kommt?
- Wie man Unterrichtsentwürfe verankert?
- Wie wir unser Wissen über Lehren und Lernen erweitern können? (vgl. Reinmann, 2012, S. 9)

Didaktisches Design beschränkt sich auf den Aspekt der Konstruktion von Unterrichtsentwürfen. Ein didaktisches Design gilt nicht als automatisierbaren Prozess. Es bezeichnet vielmehr die Planung und Gestaltung der konzeptionellen und operativen Prozesse von Lehrenden (vgl. Reinmann, 2012, S. 7).

2.2.2 Lehr- und Lernziele

Eine Liste von Lehrzielen erleichtert die Übersicht, was mit dem Lernangebot erreicht werden kann. In einem institutionellen Kontext müssen unvermeidbare Prüfungen in den didaktischen Überlegungen mit einbezogen werden. Durch klar formulierte Ziele kann sich dies in die Lernumgebung sinnvoll einpassen lassen. Ziele weisen dem Lehrenden die Richtung für die Gestaltung eines Unterrichtsentwurfes. Diese zeigen auf, in welchem Verhältnis die Vermittlung, Aktivierung und Betreuung stattfinden können oder sollen (vgl. Reinmann, 2012, S. 25). Verschiedene Lernende benötigen unterschiedliche Lösungswahrscheinlichkeiten. Der individuelle Kompetenzgrad wird verglichen mit dem angestrebten Kompetenzgrad. Daraus entsteht das individuelle Lehrziel. In der folgenden Abbildung ist die Definition von Lernzielen und Kompetenzmodellen in einem Schema aufgezeigt.

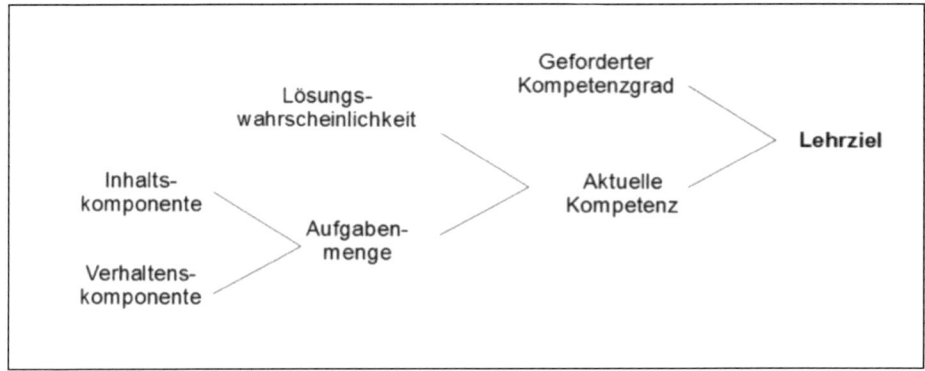

Abb. 2: Reinmann, 2012, S. 22: Definition von Lehrzielen im Kompetenzmodellen

Durch ein ob genanntes Lehrziel wird eine grobe Richtung festgelegt, in welche das Lehrzielangebot gehen soll. Erste Entwürfe können für Vermittlung-, Aktivierungs- und Betreuungskomponenten mit den nötigen Erfordernissen angepasst und kombiniert werden. Diese Merkmale bedeuten eine komplexe Problemstellung (vgl. Reinmann 2012, S.26). Im Rahmen eines Projektes wird ein Vorgehensmodell von Niegemann et al. (2008, S. 85 ff.) von Reinmann aufgezeichnet. Dieses Modell heisst DO-ID (Decision Oriented Instruction Design).

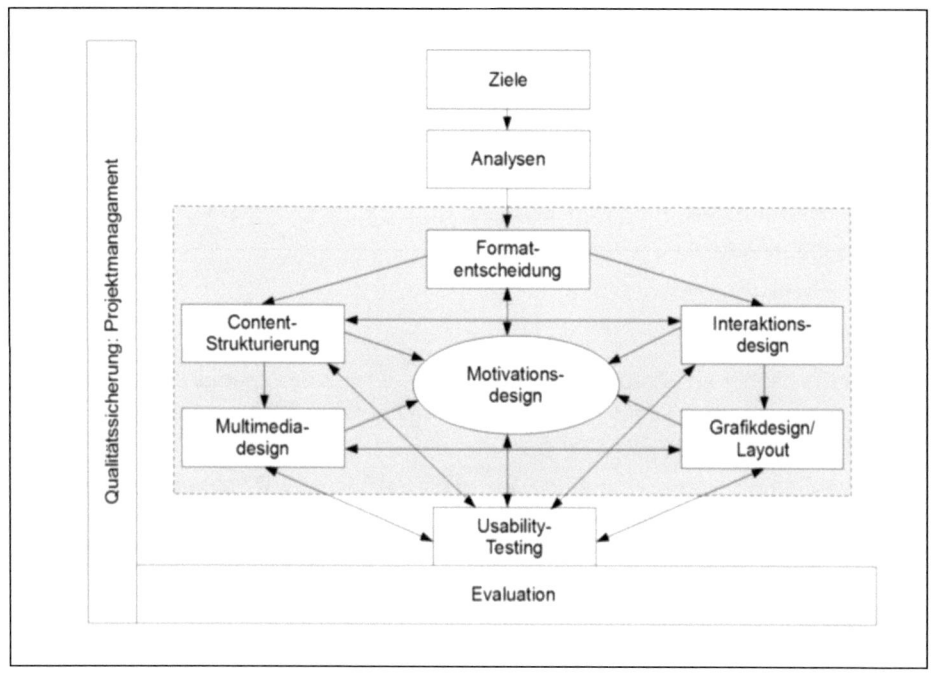

Abb. 3: Reinmann 2012, S. 27: DO-ID-Modell

Dieses Projektmanagement gilt auch gleichzeitig als Qualitätssicherung, da mit einer Evaluation die Qualität sichergestellt werden kann.

2.2.3 Einsatz und Gestaltung von Lehrmaterial

In diesem Abschnitt werden die Grundlagen über die Gestaltung von Lehrmaterialien erläutert. Bereits beim Design müssen Inhalte zusammengestellt und in irgendeiner Form materialisiert werden. Nach Reinmann handelt es sich dabei um vier verschiedene Formen:

- sprachliche Inhalte

- bildhafte Inhalte

- dynamische Inhalte

- interaktive Inhalte

Diese Lerninhalte werden vom Lernenden nicht selbst zusammengestellt, sondern in fertiger Form von den Lehrenden angeboten. Dies wird auch als rezeptives Lernen genannt (vgl. Reinmann, 2012, S. 30).

Zu diesen Grundkenntnissen gehören ebenfalls das Lesen, Zuhören und Beobachten. Natürlich ist für die Verarbeitung das Behalten von neuen Informationen wichtig. Dazu sind auch die Aussagen der gesamten Botschaft zu erfassen (vgl. Reinmann, 2012, S. 31).

Strukturierung von Inhalten

Euler und Hahn (2007, S. 126ff.) unterscheiden drei Prinzipien für die Auswahl von Inhalten:

Wissenschaftsprinzip: Dieses ist an wissenschaftlichen Erkenntnissen orientiert und ausgewählt.

Situationsprinzip: Bei diesem Prinzip ist die Sicht der Personen im jeweiligen Arbeitskontext von Wichtigkeit.

Bildungsprinzip: Bei diesem Prinzip ist die Perspektive des Lernenden gefragt. In diesem Fall geht es um die Bildung des Einzelnen (vgl. Reinmann, 2012, S. 36).

Die kleinste sinnvolle Lerneinheit wird in der mediendidaktischen Literatur als Lernobjekt bezeichnet. Diese Lernobjekte werden aus beliebigen Informationseinheiten wie Text, Bild, Audio, Animation und Video zum Lehren und Lernen zusammengestellt (vgl. Reinmann, 2012, S. 36).

In der Literatur werden verschiedene Prinzipien zur Strukturierung vorgeschlagen:

a. vom Bekannten zum Neuen oder umgekehrt

b. vom Allgemeinen zum Besonderen oder umgekehrt

c. vom Einzelnen zum Komplexen oder umgekehrt

d. linear oder vernetzt

e. spiralig oder epochal (vgl. Reinmann, 2012, S. 37)

Gestaltung von sprachlichen Inhalten

Lernen aus Texten

Das Grundprinzip, wie man mit Texten lernen kann, ist: Man muss den Sinn der Texte verstehen. Reinmann erwähnt das Hamburger Verständlichkeitskonzept (Langer, Schulz von Thun & Tausch, 1981). In dieser Arbeit gibt es vier Verständnisdimensionen, die für Texte empfohlen werden:

- ein hohes Mass an sprachlicher Einfachheit

- ein roter Faden in der Reihenfolge

- ein mittleres Mass an Kürze und Prägnanz

- ein mittleres Mass an zusätzlicher Stimulanz (vgl. Reinmann, 2012, S. 40)

Lernen aus Vorträgen

Bei Vorträgen wird das geschriebene Wort dem gesprochenen gegenübergestellt. Bei Vorträgen ist im Gegensatz zum Lesen eine konstante Aufmerksamkeit des Zuhörers erforderlich. Bei einfachen Inhalten ist in der Regel dieser Aufwand nicht erforderlich. Bei blossen Informationsübermittlungen eignen sich Vorträge meist weniger (vgl. Reinmann 2012, S. 42).

Lernen mit Audios

Mit Hilfe von digitalen Medien ist es heute einfach, Vorträge auch als Audios zugänglich zu machen. Sie haben den Vorteil, dass bestimmte Passagen mehrfach angehört werden können (vgl. Reinmann, 2012, S. 44).

Gestaltung von bildhaften Inhalten

Lernen mit Bildern

Bildhafte Inhalte veranschaulichen verbale Beschreibungen. Sie geben einen Überblick über komplexe Inhalte oder verbessern das Verhalten. Es können statische und dynamische Bilder (z.B. Videos) unterschieden werden. Zum Lernen taugt ein Bild, das für den Betrachter neu und verständlich ist. Eine weitere Unterscheidung ist das darstellende Bild oder das logische Bild. Wichtig für den Einsatz eines Bildes ist, dass es auf das Lehrziel ausgerichtet ist (vgl. Reinmann 2012, S. 46f.).

Lernen mit Text-Bild Kombinationen

Bei der Kombination von Texten mit Bildern werden die Stärken und Schwächen der beiden Modalitäten (auditiv-visuell) verbunden und ausgeglichen. Bilder helfen bei der Flüchtigkeit des gesprochenen Wortes. Bei der Bildbetrachtung gibt es Unterstützung durch das gesprochene Wort (vgl. Reinmann 2012, S. 48).

Lernen mit Präsentationen

Präsentationen begleiten Vorträge visuell. Sie sind wieder verwendbare Lernobjekte mit einer Kombination von Audio und Folien. Auf einer Plattform kann die Wiederholung angeboten werden (Multimedia-Präsentation). Ein grundlegender Aspekt ist: Was für eine inhaltliche Botschaft soll eine Präsentation vermitteln (vgl. Reinmann, 2012, S. 50f.).

Gestaltung dynamischer Inhalte

Lernen mit Animationen

Mit Animationen Lernen unterscheidet sich nicht grundsätzlich vom Lernen mit Bildern. Durch Animationen können beispielsweise Prozesse simuliert werden. Dies erleichtert das Lernen. Durch dynamische Eigenschaften (Abspielgeschwindigkeit) können verschiedene Detailebenen sichtbar gemacht werden. Gleich wie beim Lernen mit Bildern ist die gesprochene Erklärung unterstützend (vgl. Reinmann, 2012, S. 52f.).

Lernen mit Videos

Dynamisch bildhafte Informationen werden durch den Lernenden mental aufgenommen wie zum Beispiel Animationen. Wie bei den anderen Formen des Lernens ist auch das Video auf den zu vermittelnden Inhalt und die Zielgruppe abzustimmen (vgl. Reinmann, 2012, S. 53f.).

Gestaltung von interaktiven Inhalten

Lernen mit Interaktivität

Interaktivität bezeichnet das Ausmass, wie der Lernende in einem technischen System interagiert (Text, Audio, Bild, Animation, Video). Reinmann nennt die sechs Interaktionsstufen von Schulmeister:

Stufe 1   Multimediale Elemente werden betrachtet und rezipiert.

Stufe 2   Der Lernende kann Multimedia-Komponenten auswählen und austauschen.

Stufe 3   Die Repräsentationsformen können variiert werden.

Stufe 4   Die Multimedia-Komponenten sind nicht vorgefertigt. Durch Benutzereingaben werden sie erzeugt oder verändert (Simulationen).

Stufe 5   Der Lernende kann Multimedia-Komponenten selbst erzeugen.

Stufe 6   Der Lernende gibt zur manipulierenden Handlung eine intelligente Rück
meldung an das System (vgl. Reinmann, 2012, S. 55).

Die Effizienz der Interaktivität zeigt das folgende Bild von Interaktivität und Adaptivität
auf:

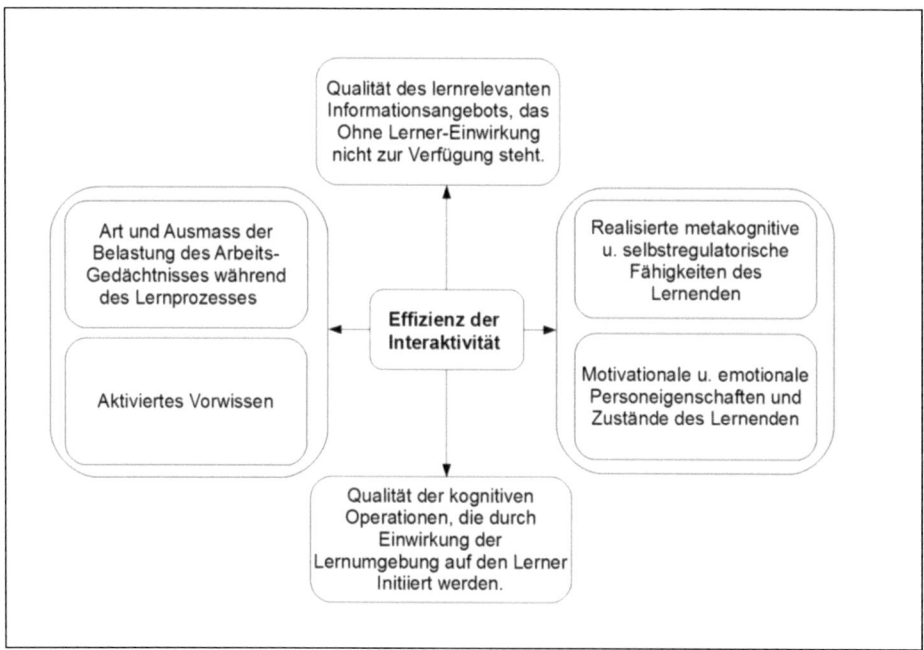

Abb. 4: Niegemann et al., 2008, S. 302: Rahmenmodell der relevanten Variablen für effiziente In-
teraktivität in multimedialen Lernprozessen

Lernen mit Simulationen

Der Lernende kann beim dynamischen Element durch Simulationen vorgenommene
Veränderungen und die Konsequenzen auf diesem Weg beobachten. Durch eine Si-
mulation können Lernende über das einzelne Vorgehen angeleitet werden. Durch
Feedback kann man erklärende Rückmeldungen geben (vgl. Reinmann, 2012, S. 57f.).

Grenzen der Vermittlung

Da Lernen ein individueller Prozess ist, stösst man an Grenzen, was die angestrebte
Wirkung betrifft. Daher muss der Lernende personelles Wissen im weitesten Sinn selbst

konstruieren (vgl. Reinmann, 2012, S. 58). Das was vermittelt wird entspricht nicht vollständig dem, was sich der Lernende aneignet.

Stellenwert der Vermittlung beim Lehren

Vermittlungsaktivitäten sind prinzipiell ohne Betreuung denkbar. Das Lehrmaterial muss gut verständlich auf die Zielgruppe abgestimmt werden. In diesem Fall kann es problemlos wiederholt werden. Es braucht keine soziale Betreuung. Bei einem vollständigen didaktischen Szenario benötigt es zur Vermittlung ebenfalls die Aktivierung. In diesem Fall ist eine Betreuung angebracht. Auf diesen Punkt wird im nächsten Kapitel eingegangen (vgl. Reinmann, 2012, S. 59).

2.2.4 Förderung sachbezogener Lernprozesse

Die Förderung sachbezogener Lernprozesse wird im folgenden Teil beschrieben. Lernende können sich aktiv mit der Sache auseinandersetzen. Im didaktischen Design der Aktivierungskomponente sind folgende Gestaltungsaufgaben erwähnt.

- Wissenseinübung
- Wissenserschliessung
- Wissenstransformation
- Wissensschaffung

Es besteht die Möglichkeit, dass im Lernprozess etwas eingeübt, selbstständig erarbeitet, angewendet oder gänzlich neu erarbeitet wird. Die als notwendig erachteten Massnahmen werden im didaktischen Design beschrieben und beziehen sich auf die jeweilige Sache, um einen Lernprozess auszulösen. Dadurch können die Lernenden Kenntnisse und Fähigkeiten durch ihr produktives Handeln selbst erarbeiten (vgl. Reinmann, 2012, S. 61f.).

Auswahl und Förderung von Lernaktivitäten

Die prozessuale Seite des Lehrens ist wesentlich schwieriger als die materielle Seite des Lehrens von Vermittlungskomponenten. Reinmann lehnt sich in ihren Ausführungen einerseits an Lehrziele an und anderseits stellt sie den vorgegebenen Vermittlungsgegenstand und das resultierende Wissen ins Zentrum. Hier sind in begrenztem Umfang Erfahrungsmöglichkeiten für Lernende vorhanden. Eigenständige Anwendung von Wissen in neuen Situationen leistet einen Transfer dazu. Dadurch können auch Abweichungen in den Ergebnissen vom angestrebten Lehrziel vorkommen. Bei diesem Beispiel werden Inhalte und entsprechendes Wissen transformiert.

Dazu wird von Lehrenden allenfalls ein thematischer Rahmen festgelegt (vgl. Reinmann, 2012, S. 67).

Eine Aufgabe wird aus vier Elementen zusammengestellt:

- Zielsetzung
- Kontext
- Anleitung
- Ressourcen

Folgende drei Aufgabenmerkmale sind zu beachten:

Sozialform:

- kooperativ (arbeitsteilig)
- kollaborativ (gemeinsam konstruieren)
- kompetitiv (im Wettbewerb stehend)

Ort:

- physisch
- virtuell

Elemente einer Aufgabe:

- implizite/explizite Zielsetzung
- fehlende, geringe, hohe Anleitung zur Zielerreichung
- minimal/ausgeprägter Kontext
- bereitgestellte/selbst zu suchende Ressourcen

Bei Lernaufgaben sind aus lernpsychologischer Sicht drei Funktionen zu betrachten:

- **kognitiv:** Lernende anregen, sich Informationen einprägen, neue zu suchen, zu verarbeiten und dadurch Probleme lösen.
- **emotional-motivational:** Interessen und Gefühle wecken und den Willen anstossen.
- **sozial:** Lernende dazu bringen, mit andern zusammen zu arbeiten, sich auszutauschen, arbeitsteilig tätig zu sein oder mit andern Wissen zu konstruieren (vgl. Reinmann, 2012, S. 68).

Bei der Aufgabengestaltung sind die Zielsetzung und die Ressourcen von entscheidender Bedeutung.

Gestaltung von Aufgaben zur Wissensübung

Übungen

Die Unterscheidung von Übungsaufgaben besteht aus drei Formen:

- Bei **geschlossenen** Übungsaufgaben wählt der Lernende mögliche Antworten aus (Multiple Choice Aufgaben).
- Bei **halboffenen** Übungsaufgaben formuliert der Lernende kurze Antworten in einem eng definierten Rahmen.
- Bei **offenen** Übungsaufgaben bearbeitet der Lernende die Übung frei. Es sind formale Vorgaben zu beachten.

Es gibt auch Unterschiede in der Art der Wiederholung:

- einfaches Wiederholen (Drill-and-Practice).
- zeitversetztes Wiederholen (z. B. mit mobilen Endgeräten)
- in neuen, aber strukturähnlichen Zusammenhängen wird das Gelernte im Kontextwechsel neu kombiniert (vgl. Reinmann, 2012, S. 70).

Trainingssysteme

Systematische Übungsaufgaben sind stark angeordnete Aufgaben, die in einem längeren Zeitraum zu lösen sind. In der digitalen Welt sind die Bezeichnungen Computer-Based-Trainings (CBT) und Web-Based-Trainings (WBT). Kleine Informationseinheiten präsentieren sich als Übungsaufgaben.

Es gibt spezielle Formen von Trainingssystemen, so zum Beispiel Simulationen und Computerspiele. Diese eignen sich ebenfalls zu Lehrzwecken. Hier ist aber Freiwilligkeit und keine ernsthafte Situation vorausgesetzt (vgl. Reinmann, 2012, S 72f.).

Gestaltung von Aufgaben zur Wissenserschliessung

Strukturierungshilfen

Wie wir bereits im Kapitel 2.2.3 gesehen haben, sind für die Vermittlungsqualität die Qualität des Lesens, Zuhörens und/oder Beobachtens wichtig. Als Strukturierungsmittel beim Lesen wird die SQ3R-Methode genannt. Sie besteht aus fünf Schritten:

- Survey (Überblick)
- Question (Fragestellung)
- Read (Lesen)
- Recite (Rekapitulieren)
- Review (Rückblick)

Mithilfe von Markierungen oder Notizen wird eine wichtige Botschaft hervorgehoben. Als Strukturierungshilfen können auch Begriffsnetze, z. B. Concept Maps, gebraucht werden. Wiederholende Inhalte können durch die Lernenden visualisiert und neu strukturiert werden (vgl. Reinmann, 2012, S. 74).

Als Strukturierungsrahmen bietet sich das E-Portfolio an. E-Portfolios bezwecken seitens des Lehrens eine unterstützende Reflexion beim Lernen. Die Lernprozesse und -ergebnisse werden unterstützt, indem festgestellt werden kann, welche Inhalte bereits verstanden wurden. Sie dienen aber vor allem zur Selbstkontrolle und Selbstorganisation der Lernprozesse (vgl. Reinmann, 2012, S. 75).

Gespräche

Durch ein Gespräch wird der Lernende aktiviert zum mit- und weiterdenken. Der Lernende nimmt neben der Vermittlungstätigkeit auch das Gespräch auf und stellt Fragen zur Aktivierung des Wissens. Diese richten sich an einzelne oder mehrere Lernende beziehungsweise an Gruppen.

Der Lehrende unterscheidet die Lenkung in vier Hauptformen:

a. eng geführte Gespräche (Abfragetechnik)

b. zielorientierte Gespräche (der Lernende wird stärker beteiligt unter Einbezug des sachorientierten Lehrziels)

c. problemhaft-heuristische Gespräche (der Lernende bringt eigene Ideen und Erfahrungen ein, die Gesprächsführung bleibt beim Lehrenden)

d. freies Gespräch (Hierarchien sind hier zu vermeiden, es gibt aber Regeln einzuhalten, das Ergebnis ist offen. Hier gilt es, Zusammenfassungen zu bieten, Punkte festzuhalten und Anker für weiterführende Fragen zu nutzen (vgl. Reinmann, 2012, S. 75).

Lehrgespräche können auch medienvermittelt stattfinden. Dies ist in virtuellen Klassenzimmern oder bei Videokonferenzen möglich. Diese Gesprächsführung ist qualitativ anders als bei Präsenzsituationen. Die Handhabung erfordert technische Fertigkeit und ist in der Regel anstrengender. Forengespräche können komplexere Fragen beantworten, da Lehrende und Lernende länger nachdenken müssen. Durch zeitversetzte Fragen und Antworten werden Lehrgespräche möglich. Diese eignen sich auch als Gruppengespräche (vgl. Reinmann, S. 76).

Lehrgespräche in Gruppen

Diskussion: Hier braucht es Gesprächsregeln und eine Moderation des Gesprächsverlaufs, die sich für die Wissenserschliessung eignet. Es werden Fragen und Thesen eingebracht.

Disputation oder Debatte:

Es ist eine Form eines Streitgesprächs. Sie besteht aus Rede und Gegenrede und benötigt genaue Vorbereitung. Sie bietet weniger Freiraum für Diskussionen (vgl. Reinmann, 2012, S. 77).

Modelle und Vorbilder

Durch Beobachten wird von einem Lernenden ein ablaufender Prozess verfolgt. Der Lehrende unterstützt den Lernenden bedarfsgerecht durch Coaching. Der Lehrende gibt zur Wissensvermittlung Tipps und Hinweise. Bei Selbständigkeit und Selbstvertrauen des Lernenden im Lernprozess zieht sich der Lehrende allmählich zurück (vgl. Reinmann, 2012, S. 78).

Gestaltung von Aufgaben mit Wissenstransformation

Problemorientierter Anker

Bei realen Problemen sei es im Arbeitskontext, in der Familie oder in der Freizeit stellen sich problemorientierte Anker, die sich anbieten, mit ihnen zu lernen. Diese Probleme muss man in die Lernumgebung holen und entsprechend aufbereiten. Dazu braucht es wichtige motivierende Anker, damit Lernende zur Wissensanwendung die Rückwirkung auf das eigene Wissen zum Transfer aktivieren. Für das gewünschte Lehrziel stehen nicht immer reale Problemanker zur Hand. Für solche Situationen spielt der Kontext der Aufgabe eine grosse Rolle. Zielbasierte Szenarien, Planspiele und Fallstudien eignen sich als Beispiel, um problemorientierte Anker zu gestalten. Diese eignen sich dazu, den Prozess der Wissensanwendung zu unterstützen und/oder beim Problemlösen anzuleiten (vgl. Reinmann, 2012, S. 79f.).

Prozesshilfen

Ein Beispiel als Anleitung für Lernende ist die Prozesshilfe „Siebensprung". Hier die sieben Schritte der Handlungsanleitung:

1) Unklare Begriffe bei der Problemstellung klären für eine gemeinsame Ausgangs-basis.

2) Den zu bearbeitenden Bereich eingrenzen und das Problem definieren.

3) Vorwissen aktivieren und Problem analysieren

4) Ziel: klärende Fragestellungen festlegen und systematisch vertiefen.

5) Wahrscheinliche Lücken öffnen und Lernziele formulieren.

6) Selbständiges Studium zum Erreichen der Lernziele.

7) Neues Wissen am Ausgangsproblem überprüfen und Synthese erstellen.

Am Beispiel „Siebensprung" werden alle Schritte in tutoriell betreuten Kleingruppen absolviert. Ausnahme: Selbstständiges Studium (vgl. Reinmann, 2012, S. 83).

Eine weitere Prozesshilfe ist die Unterstützung durch insgesamt neun Stationen beim problemorientierten Lernen im Klassenzimmer.

Hier die entsprechende Abbildung:

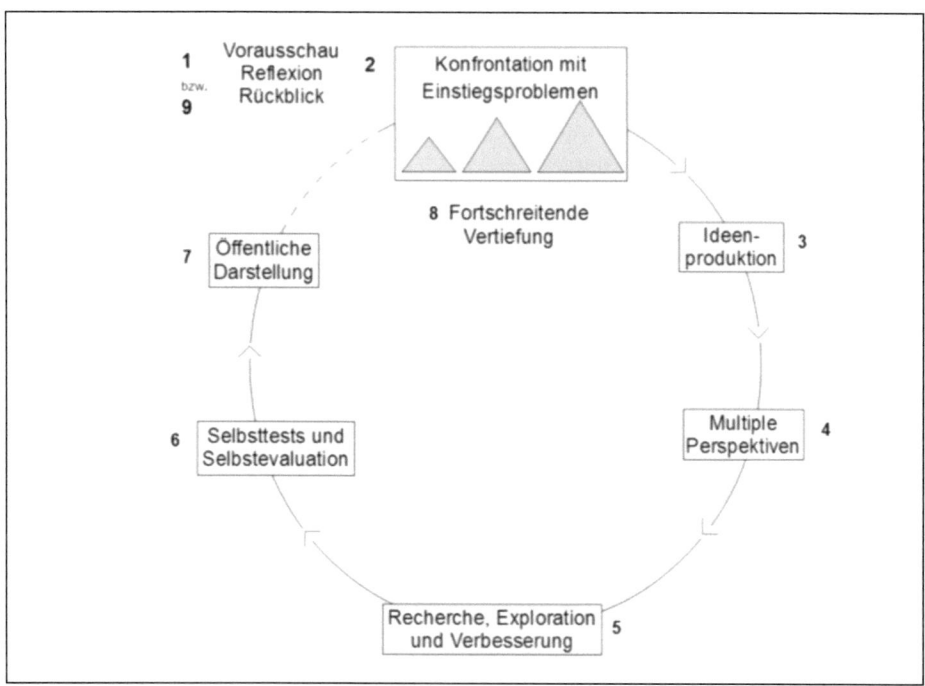

Abb. 5: Reinmann, 2012, S. 84: Projektorientiertes Lernen in Lernzyklen.

Prozesshilfen werden je nach Ziel bei den Lernenden eingesetzt, so wird z.B. im Laufe der Zeit Gelerntes verinnerlicht oder für neue Aufgaben selbstständig angewendet (vgl. Reinmann, 2012, S. 85).

Rollenwechsel

Mit Rollenwechsel ist gemeint, dass die Rollen zwischen Lehrenden und Lernenden getauscht werden. Das Ziel ist, dass die Vermittlungs-, Aktivierungs- und Betreuungsaufgaben von den Lernenden an Stelle der Lehrenden übernommen werden. So bilden Lernende Expertengruppen. Diese erarbeiten selbstständig ein Teilgebiet.

Später werden die Expertengruppen neu organisiert. In jeder Gruppe ist ein Experte von jedem Teilgebiet vertreten. Die Experten vermitteln anschliessend die erarbeiteten Teilgebiete des Gesamtthemas.

Bei Lernkonferenzen und Tagungen oder Kongressen stossen motivierte Lernende dazu und vermitteln in Vorträgen, Workshops oder Ausstellungen gegenseitig ihr Wissen (vgl. Reinmann, 2012, S.86).

Der Rollenwechsel wird im abgebildeten Gruppenpuzzle aufgezeigt.

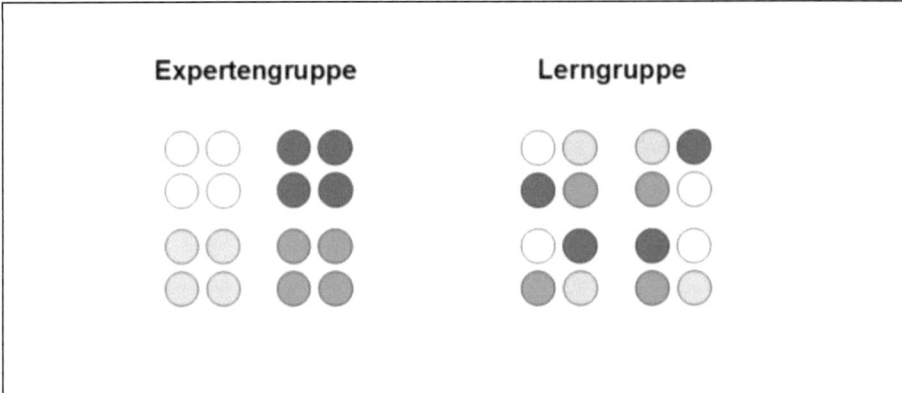

Abb. 6: Reinmann, 2012, S. 86: Gruppenpuzzle

Gestaltung von Aufgaben mit Wissensschaffung

Projektaufträge

Bei sachbezogenen Lernprozessen lassen sich die Massnahmen zur Aktivierung auf verschiedene Art und Weise einordnen.

Beim forschenden Lernen gestalten die Lernenden die wesentlichen Phasen selbst. Sie entwickeln Problemstellungen und Hypothesen. Dies eignet sich gut für einen Projektauftrag. Zur Lösung eines komplexen Problemprozesses führen folgende Schritte:

a. Problemstellung finden, genau analysieren und eingrenzen.

b. bestehendes Wissen dazu recherchieren und ordnen.

c. begründete Annahmen aufstellen bzw. Hypothesen bilden und überprüfen.

d. neue Erkenntnisse durch die Lösung eines Problems.

Problemstellungen sind der Auftakt für Forschungsprojekte (vgl. Reinmann, 2012, S. 89). In einem Projekt ist das konkrete Ziel definiert. Ort, Zeit und Ressourcen sind begrenzt.

Es gibt verschiedene Formen von Projektaufträgen. Nicht alle Ergebnisse sind Neuerungen. Sie können allenfalls neu sein für den Lernenden.

Bei einer Aufgabe mit wenig Anleitung und wenig vorbereiteten Ressourcen steigen die Freiheitsgrade für den Lernenden, indem dadurch möglicherweise völlig neues Wissen aufgebaut werden kann (vgl. Reinmann, 2012, S. 88).

Projektaufträge werden oft in Kleingruppen erarbeitet. Mehrere Lernende arbeiten als Team zusammen. Die Lernenden erarbeiten die Arbeits- und Lösungsschritte kollektiv zusammen. Bei diesen Projekten können die Interaktionen technologiegestützt sein. Es stehen heute zahlreiche digitale Werkzeuge zur Verfügung. Dazu gesellen sich Begriffe wie Social Software, soziale Netzwerke und Communities hinzu. Heute eignen sich auch die mobilen Endgeräte für kooperatives Lernen. Die digitalen Medien unterstützen die sozialen Interaktionen innerhalb und zwischen den einzelnen Teams (vgl. Reinmann, 2012, S. 90).

Designaufträge

Im Erfolgsfall mündet die Bearbeitung eines Projektes in eine Lösung oder am Ende in Ergebnisse. Bei Designaufträgen werden durch erworbenes Wissen und eigene Ideen durch die Nutzung digitaler Medien im wahrsten Sinne Kunsthandwerke hervorgerufen, die von Anfang an das Ziel der Problemlösung waren. Der Lernraum wird in einen Entwicklungsraum verwandelt. Lernende werden durch den Designauftrag mit Gestaltungsproblemen konfrontiert. Das nötige Wissen kann nur ansatzweise geplant werden. Daher haben Designaufträge nur Werkzeugcharakter und benötigen eine Vielfalt von Erfahrungen. Als Unterstützung für die Designaufträge gilt die E-Portfolio-Arbeit.

Um grössere technische Kenntnisse zu umgehen, werden Texte, Bilder, Audios oder Videos nutzergeneriert gestaltet. Diese Nebenprodukte sind Inhalt von Kommunikations- und Kooperationsprozessen. Ein echter Designauftrag liegt nicht zugrunde (vgl. Reinmann, 2012, S. 90f.).

Designaufträge können prinzipiell von Lernenden in Einzelarbeit erledigt werden. Eine wichtige Rolle spielen jedoch zunehmend digitale Technologien, die eine gemeinsame Konstruktion unterstützen. Sie eröffnen eine neue Form der Zusammenarbeit, die zeitgleiche Bearbeitung eines Textproduktes. Durch die Akzeptanz derselben Informationsquelle werden verschiedene Themen als Lehrziel entdeckt. Mit dem forschenden Lernen ist es möglich, Verknüpfungen herzustellen, die mit begleitenden wissenschaftlichen Erhebungen konstruiert werden. Dadurch wird in der Entwicklungsforschung eine Form der Lehre simuliert (vgl. Reinmann, 2012, S. 92).

Grenzen der Aktivierung

Zwischen den Lehrenden und Lernenden ist die Aktivierung sinnvollerweise nur der Beginn einer sozialen Interaktion. Die Grenze zur Betreuung und zur Gestaltung von begleitenden Kommunikationsmassnahmen soll nicht überschritten werden. Andere Aufgabenformen werden bei der Begleitung mitgedacht, da Üben und Rückmeldungen als Betreuungsleistung ein integraler Bestandteil sind. Es muss berücksichtigt werden, dass der Versuch, sachbezogene Lernprozesse zu aktivieren eigenwillig ist und sich allenfalls anregen und bahnen lässt.

Der Lernprozess lässt sich durch die Aktivierung nicht steuern. Der Lernende benötigt für die Wissenstransformation und Wissensschaffung einen hohen Freiheitsgrad. Der Lernende wird durch die Aktivierungsmassnahmen beim Lehren direkt angesprochen (Reinmann, 2012, S. 92f.).

Stellenwert der Aktivierung beim Lehren

Viele Formen der Vermittlungsaktivitäten sind ohne Betreuung nicht oder schwer denkbar. Ohne inhaltlichen Rahmen erscheint blosses Aktivieren wenig sinnvoll. Grosse Netzwerke werden fast ausschliesslich durch die Vernetzung aktiviert. Aufgrund Ihrer Grösse muss auf die Betreuung verzichtet werden (vgl. Reinmann, 2012, S. 93).

2.2.5 BEGLEITETE KOMMUNIKATIONSMASSNAHMEN

Dieses Kapital widmet sich den Betreuungskomponenten des Lehrens. Beim Lehren ist die Kommunikation allgegenwärtig.

Gestaltung von begleiteten Kommunikationsmassnahmen

Betreuungskomponenten

Im didaktischen Design stehen folgende begleitende Kommunikationsmassnahmen:

- Gestaltung von Feedback
- Gestaltung von tutorieller Unterstützung
- Gestaltung von sozialen Räumen

Auf diesem Wege werden Rückmeldungen auf die Ergebnisse der Lernaktivitäten an die Lernenden gegeben. So kann bei Schwierigkeiten Unterstützung angeboten werden. Hier sind alle Interaktionen zwischen Lehrenden und Lernenden gemeint, ebenfalls zwischen Lernenden untereinander. Betreuungsleistungen richten sich an kleine und grosse Lerngruppen ebenso an einzelne Lernende (vgl. Reinmann, 2012, S. 95).

Gestaltung von Feedback

Feedback gibt es in vielen Kontexten. Gründe für Feedbacks sind die Auswertung von Lernergebnissen und Lernprozessen.

Feedback auf Ergebnisse

Dies ist ein kommunikativer Akt zwischen Lehrenden und Lernenden und kann unterschiedliche Formen annehmen.

- Was wird rückgemeldet?
- Wer gibt die Rückmeldung?
- Wann erfolgt ein Feedback?
- Welches Ziel wird damit erreicht?

Es besteht die Möglichkeit, Lernende in den Feedbackprozess einzubeziehen oder Feedbacks als Rückmeldung des Lehrenden geben zu können. Weitere Empfehlungen:

- Um Lernende zu motivieren, reichen z. B. kurze Rückmeldungen.
- Lernende müssen das Ziel für das Feedback kennen.
- Feedbacks sollen verständlich gestaltet sein unter Berücksichtigung der Voraussetzungen der Lernenden.
- Feedbacks sollen sachlich und motivierend sein.
- Feedbacks schaffen ein positives Klima (vgl. Reinmann, 2012, S. 101f.).

Feedbacks als Lernprozesse

Es bestehen drei Möglichkeiten, auf Lernprozesse Feedbacks zu geben:

1) Was schliesst man aus Lernprozessen?

2) Der Lernende beschreibt selbst. Der Lehrende kann Stellung nehmen oder Hilfe anbieten.

3) Der Lehrende beobachtet die Ziele oder die im Prozess gemachten Aussagen.

Es ist eine aufwendige Form, Rückmeldungen von Betreuern zu Abläufen zu finden. Dies wird deutlich beim Coaching Konzept, welches eine Verschmelzung zwischen Unternehmensberatung und Psychotherapie darstellt und eine intensive personale Beziehung voraussetzt.

In Bildungskonzepten wird der trainierte und therapeutische Charakter zurückgezogen. Einzelpersonen werden in Lernprozessen unterstützt. Bei dieser Lernbegleitung können auch digitale Kommunikationswerkzeuge genutzt werden. Hier spricht man von E-Coaching. Eine klassische Betreuung über Tutoren kann verknüpft sein mit Coaching und E-Coaching (vgl. Reinmann, 2012, S. 102f.).

Gestaltung tutorieller Unterstützung

Das Thema tutorielle Unterstützung wird mit der Definition von Niegemann et al. wie folgt beschrieben:

> *„Nicht selten tauchen während des computerunterstützten Lernen beim Lernenden Fragen und Probleme auf. Diese zu beantworten ist Aufgabe eines Tutors. Entweder eines natürlichen, der durch E-Mail, Chat oder in einem Forum zu erreichen ist, oder durch vom System generierten Hilfestellungen/ Rückmeldungen, nicht selten realisiert in Form eines pädagogischen Agenten"* (vgl. Niegemann et al., 2008, S. 69).

Tutorium

Als Tutorium bezeichnet man Lehrveranstaltungen. Kernziel ist, passende Hilfe bei Problemen inhaltlicher, methodischer und personaler Art anzubieten.

Der Unterschied zwischen Coaching-Angeboten und Tutorien ist: Die Tutorien wenden sich an kleinere oder grössere Gruppen und nicht an Einzelne. Tutorien werden in Präsenzsituationen und online angeboten. Tutoren sind eine Art Lernhelfer. Es besteht die Möglichkeit, einen Tutor für alle Fragen als Ansprechpartner den Lernenden zuzuteilen oder mehrere Tutoren in verschiedenen Rollen je nach Themen, z.B. technische, inhaltliche oder organisatorische Fragen zuzuteilen. Verteilte Rollen haben den Vorteil, eine hohe Qualität in der Betreuungsleistung zu bieten. Bei festen Ansprechpartnern ist es für die Lernenden einfacher, Unterstützung zu holen.

In jedem Fall ist es grundlegend, die Tutoren genügend vorzubereiten. Dazu wird ausreichendes Fachwissen mit kommunikativen Kompetenzen wie Medienkompetenz und Erfahrung in technologiegestütztem Lehren und Lernen benötigt. Tutorielle Unterstützung ist nicht zwingend die Aufgabe eines bestimmten Personenkreises. Es kann auch von andern Lernenden wie von Lehrenden übernommen werden. Sind Feedback-Massnahmen und tutorielle Unterstützung zu leisten, dürfen die Lerngruppen nicht zu gross sein (vgl. Reinmann, 2012, S. 104f.).

Gestaltung sozialer Räume

Lerngemeinschaften

Eine Lerngemeinschaft im Bildungskonzept verbindet eine Kultur des informellen Lernens. Dies beinhaltet eine Wissensteilung, eine Erfahrungsgemeinschaft und eine gemeinsame Konstruktion von Wissen. Dadurch wird eine kollaborative Lernkultur gebildet. Es ist eine Implementation im formalen Bildungskonzept möglich. Eine solche Lerngemeinschaft kann sich auszeichnen durch ein Gemeinschaftsgefühl. Bei einer Lerngemeinschaft setzt man auf eine selbstorganisierte gegenseitige Unterstützung, was auch online möglich ist. Bei Online-Communities sind folgende Empfehlungen zu gestalten:

Organisationelle Ebene:

- Die Art der Gemeinschaft transparent festlegen.
- Rechte und Pflichten definieren.
- Verhaltensrichtlinien aufstellen.

Technologische Ebene:

- Eine gängige Lernplattform.
- Anwendungen aus den Bereichen CSCW oder Social Software benützen.

Prozessebene:

- Die Entwicklung einer Online-Community zu begleiten.
- Gemeinschaftsmitglieder zu identifizieren, zu implementieren und später zu etablieren.
- Online-Moderation ist häufig erforderlich.

Online-Moderatoren unterstützen die laufenden Kommunikations- und Kooperationsprozesse, damit in der Gruppe die gesetzten Ziele erreicht werden. So kann die Moderation eine eigenständige Betreuungsleistung darstellen (vgl. Reinmann, 2012, S. 106f.).

Soziale Netzwerke

Hier die Unterscheidung zwischen sozialen Netzwerken und Lerngemeinschaften: In sozialen Netzwerken sind die gesellschaftlichen Bindungen und Beziehungen schwächer als in Communities. Die Kontakte haben aber meist eine grössere Reichweite. Die Hürde, sich einem sozialen Netzwerk anzuschliessen, ist geringer verglichen mit der Mitgliedschaft einer Lerngemeinschaft (vgl. Reinmann, 2012, S. 108).

Grenzen der Betreuung

Die Betreuung ist ein wesentlicher Aspekt in formalen Bildungskontexten, insbesondere Feedbacks auf Lernprozesse und -ergebnisse. Vermittlungsprozesse richten sich unter Nutzung digitaler Medien an eine Vielzahl Lernender. Bei Aktivierungsprozessen erfordert die Betreuung grösserer Gruppen Lernender mehr Ressourcen. Daher ist bei der Erstellung eines Unterrichtsentwurfs ein Betreuungsprozess zu integrieren, der planbar ist (vgl. Reinmann, 2012, S. 109).

In formalen Bildungssettings wird das Lehren komplettiert durch die Betreuung. Dies ist ein wesentlicher Unterschied zu informellen Lernprozessen. Feedback ist ein unabdingbarer Teil für einen vollständigen Lehr- und Lernprozess (vgl. Reinmann, 2012, S. 110).

2.2.6 STRUKTUR- UND VERLAUFSGESTALTUNG

Die didaktische Praxis wird unterstützt durch Inhalts-, Struktur- und Verlaufsbeschreibungen, die die Mehrdeutigkeit didaktischer Szenarien thematisieren. Es wird aufgezeigt, welche Lehr- und Lernräume bei der Planung beachtet werden müssen. Den Zeitstrukturen beim Lehren und Lernen ist besondere Aufmerksamkeit zu schenken. Dadurch werden vorangegangene Schritte für den Planungsprozess über Lehrziele, Vermittlung, Aktivierung und Betreuung bewältigt.

Das Ziel eines didaktischen Designs ist, ein Szenario zu kreieren, das eine entsprechende Struktur und einen realistischen Ablauf ermöglicht. Darin enthalten sind die Vermittlung, die Aktivierung und die Betreuung. Es wird aufgezeigt, wie diese drei Komponenten zueinander stehen und zeitlich umgesetzt werden. Ein Modell kann als Vorbild dienen (vgl. Reinmann, 2012, S. 111f.).

Ein solches Modell umfasst drei Beschreibungen:

Inhaltsbeschreibung:	Erste Angaben zu Lehrzielen mit inhaltlichem Rahmen.
Strukturbeschreibung:	Das Zusammenspiel von Vermittlung, Aktivierung und Betreuung wird skizziert.
Verlaufsbeschreibung:	Hier wird aufgezeigt, wie Phasen einer Unterrichtseinheit zeitlich ablaufen sollen (vgl. Reinmann, 2012, S. 115).

Die Rolle von Raum, Zeit und Gruppengrösse

Bei der Gestaltung virtueller Räume ist es zielführend, verschiedene Möglichkeiten zu kennen, auszuwählen und zu kombinieren.

- Bei der Erarbeitung eines Entwurfs einer Lerneinheit muss der Lehrende stets den Lernenden im Blickfeld haben.

- Die räumlichen Bedingungen müssen mit den grossen Einflussfaktoren verbunden sein.

- Es muss ausreichende Aufmerksamkeit dem Faktor Zeit geschenkt werden (vgl. Reinmann, 2012, S. 116).

Lehr- und Lernräume

Mit virtuellen Kommunikationsräumen kann man einen physischen Raum mit dem Einsatz digitaler Medien virtuell ersetzen oder ergänzen. **Offene** Räume sind für interessierte Lernende zugänglich, **geschlossene** Räume sind für berechtigte Teilnehmende. Dies hat Konsequenzen für die Betreuung. Es besteht die Wahl:

- Gibt es einen gemeinsamen Lernort **(zentraler Ort)**
- Gibt es eine persönliche Lernumgebung **(dezentralisierter Ort)**
- oder wird eine **Kombination** angestrebt

Die Unterscheidung von zentralen und dezentralen Orten ist:

Ein zentraler virtueller Lehr-/Lernraum ist eine Plattform, auf die alle Lernenden sich einloggen und auf eine Veranstaltung zugreifen können.

Eine persönliche Lernumgebung unterscheidet sich dadurch, dass Online-Informationen, Ressourcen und soziale Kontakte selbst integriert werden. Sie stehen ebenfalls für eigene Aktivitäten und Ergebnisse zur Verfügung. Der Lernende schafft sich einen Lernraum selbst (vgl. Reinmann, 2012, S. 118f.).

Mit virtuellen Kommunikationsräumen versucht man physische Räume zu simulieren und soziale Nähe herzustellen. Es ist zu unterscheiden zwischen Chats, Foren und sozialen Netzwerken gegenüber virtuellen Informationsräumen in Form von Plattformen. Physische Räume lassen sich beliebig kombinieren mit virtuellen Informations- und Kommunikationsräumen.

Für das didaktische Design ist wichtig, wo gelernt werden soll. Lernen ist Ziel allen Lehrens. Werden digitale Medien ausserhalb des physischen Raumes eingesetzt, ist die Frage nach dem Raum des Lehrens komplexer. Bei ortsunabhängigen Angeboten sachbezogener Lernprozesse können die Lehrräume so variabel sein wie bei Lernräumen. Virtuelle und physische Räume verschmelzen beim Einsetzen von mobilen Endgeräten. Die Kombination physischer Lehr-Lernräume mit virtuellen Lehr-Lernräumen ist von allen Orten her möglich, wo ein Netzempfang besteht. Bei der Einrichtung ist eine erste Entscheidung: Sind offene oder geschlossene Räume bevorzugt oder sind diese kombiniert.

Ein Unterrichtsentwurf ist ein Plan für die pädagogisch-didaktische Infrastruktur. Zur Art der virtuellen Räume werden grundlegende Entscheidungen getroffen, die in die Planung einfliessen. Die Zeitstrukturen des Lehren- und Lernens hängen ebenfalls mit der Planung zusammen (vgl. Reinmann, 2012, S. 117ff.).

Zeitstrukturen des Lehrens und Lernens

Ein wichtiger Taktgeber in Bildungsinstituten ist die Zeit. Dazu gehören Anfangs- und Endzeitpunkt des Lehrangebotes. Diese sichtbaren Zeiträume müssen ebenfalls für das Lehren und Lernen berücksichtigt werden. Lernende benötigen unterschiedlich viel Zeit für die Bearbeitung der Aufgaben, die Wiederholung von Inhalten und das Erleben der Zeit, die tatsächlich gebraucht wird. Es gilt daher einen Zeitrahmen zu entwickeln, der die Phasen des Lehrens und Lernens bestimmt, speziell für den Rahmen der Betreuung.

Es ist grundlegend beim Lehren, Inhalte und Themen sowie Lehrpersonen und Lernende über die Zeit in ein Verhältnis zu setzen.

Das Lernen ist ein individueller unsichtbarer Prozess. Lehren hingegen ist ein sozialer, oft sichtbarer, prinzipiell aber nicht nachweisbarer Prozess. Die grosse Schwierigkeit ist, dass Lehren und Lernen in der Regel nicht synchron abläuft. Im Falle von Lehren und Lernen in virtuellen Räumen wird dies sichtbar. Deren Zusammentreffen findet nicht in Echtzeit statt. In der Präsenzsituation ist Lehrzeit messbar, hingegen erlebte Lernzeit nicht (vgl. Reinmann, 2012, S. 121ff.).

Anzahl der Lernenden

In physischen Räumen ist die Anzahl der Lernenden begrenzt. Bei virtuellen Informations- und Kommunikationsräumen gibt es keine solche Beschränkung. Bei der Vermittlung durch den Einsatz digitaler Medien ist die hohe Masse skalierbar. Der Einfluss der Anzahl Lernenden ist jedoch anders gelagert bei der Aktivierungs- und Betreuungsaktivität. Die Anzahl der Lernenden muss bei den Aktivierungsaktivitäten in physischen wie in virtuellen Räumen im Blick behalten werden. Bei der Aktivierung kommt es auf die Art der Aussagen an, die man dazu heranzieht:

- Bei technologiegestützten Trainingssystemen mit automatischer Rückmeldung: Anzahl der Lernenden nicht relevant.

- Lehrgespräche zur Aktivierung: Gruppengrösse nicht relevant, Anzahl der aktiv Beteiligten jedoch schon.

- Gruppenpuzzle: Hier muss die Anzahl der Lernenden mit den zu bearbeitenden Themen, mit der Gesamtzahl der Lerngruppen und den Expertengruppen abgestimmt werden.

Entscheidend ist, in welcher Art die digitalen Medien verwendet werden. Dies hängt ab von den Zielsetzungen, Kontexten, Anleitungen und Ressourcen einer Aufgabe. Mittels digitaler Medien ist es leichter und schneller möglich, mit grösseren Gruppen zu kommunizieren als in Präsenzsituationen.

Es ist schwierig, die Aktivierungs- und Betreuungsaktivität voneinander zu trennen, da es mehrere Methoden gibt, Lernende zum Üben zu aktivieren, damit sie sich mit der Sache auseinandersetzen, dies eigenständig anwenden, neu schaffen oder Feedback geben für begleitende Massnahmen. Es ist trotzdem sinnvoll, die Betreuung auch separat zu betrachten.

Bei einem Coaching muss das Zahlenverhältnis zwischen Lehrenden und Lernenden sehr klein oder sogar eins-zu-eins sein. Bei komplexen Aufgaben kann der Zeitbedarf der Lehrenden schnell zu hoch sein. Daher ist es grundlegend, dass das Feedbackverfahren genau geplant und angemessen umgesetzt werden kann. So werden auch die Beurteilungsdimensionen, z. B. Stärken und Schwächen ausformuliert und kommuniziert.

Die Anzahl der Lernenden spielt ebenfalls eine Rolle beim Einsatz von Tutorien und Tutoren. Die personellen Ressourcen für die tutorielle Unterstützung müssen im Auge behalten werden. Daher kann die Anzahl der Lernenden ein Grund sein zur Entscheidung für:

- materialisierte Unterstützung

- Lerngemeinschaften als Unterstützung

- soziale Netzwerke als Unterstützung (vgl. Reinmann, 2012, S. 123f.)

Vom Unterrichtsentwurf zur didaktischen Praxis

Inhaltsbeschreibung

In der didaktischen Praxis sind die Lehrziele der Ausgangspunkt jeder Planung. Beim Unterrichtsentwurf braucht es in jedem Fall Angaben zu den Zielen, die ein Lehrangebot erreichen soll. Es ist sinnvoll, die Ziele genau zu konkretisieren. In diesem Entwurf ist es wichtig, die Entscheidungen zu begründen. Die Zielformulierung mit Inhalten ist bereits ein Teil eines Unterrichtsentwurfes. Im inhaltlichen Rahmen ist der Lernprozess vorgegeben, wie er sich abspielen soll (vgl. Reinmann, 2012, S. 124f.).

Strukturbeschreibung

In dieser Beschreibung wird das Zusammenspiel von Vermittlung, Aktivierung und Betreuung dargestellt. Da es keine ideale Komposition gibt, wird hier beschrieben, wie die Vermittlung, die Aktivierung und die Betreuung im geplanten Lehrangebot gewichtet werden. Ebenfalls wird qualitativ beschrieben, wie das Verhältnis zwischen Vermittlung, Aktivierung und Betreuung aussieht. In welcher Beziehung und aus welchem Grund die Betreuung zur Aktivierung und/oder zur Vermittlung steht. Hier wird ersichtlich, für welche Vermittlungsform man sich entscheidet. Die begleitenden Kommunikationsmassnahmen zur Betreuung werden beschrieben. Die Komponenten der Präsenzsituation wie der technologiegestützten Umsetzung der Lehr-Lernräume für ein didaktisches Szenario werden beschrieben oder durch eine Visualisierung aufgezeigt (vgl. Reinmann, 2012, S. 126f.).

Verlaufsbeschreibung

Jeder Unterricht findet immer in einem bestimmten Zeitraum statt. So gibt es bei jedem Lernangebot immer ein Anfang und ein Ende. Es ist daher eine wertvolle Hilfe, bei der Planung die Zeit mit einzubeziehen:

- Wann man als **Lehrende** was machen will?
- Wann die **Lernenden** was erwarten?

Es gibt aber auch Vor- und Nachteile bei den Zeitplänen: Starre Abwicklung des Plans oder ohne Zeit- und Ablaufpläne aus dem „Takt" zu geraten.

Daher müssen Verlaufsbeschreibungen flexibel sein. Es ist zunächst hilfreich, für einen Verlaufsentwurf „so -tun - als - ob", um bei der Umsetzung unerwartete Verlaufsformen des Lernens zu bemerken und bei Bedarf reagieren zu können (vgl. Reinmann, 2012, 128f.).

Hier ein Beispiel für ein Ablaufdiagramm:

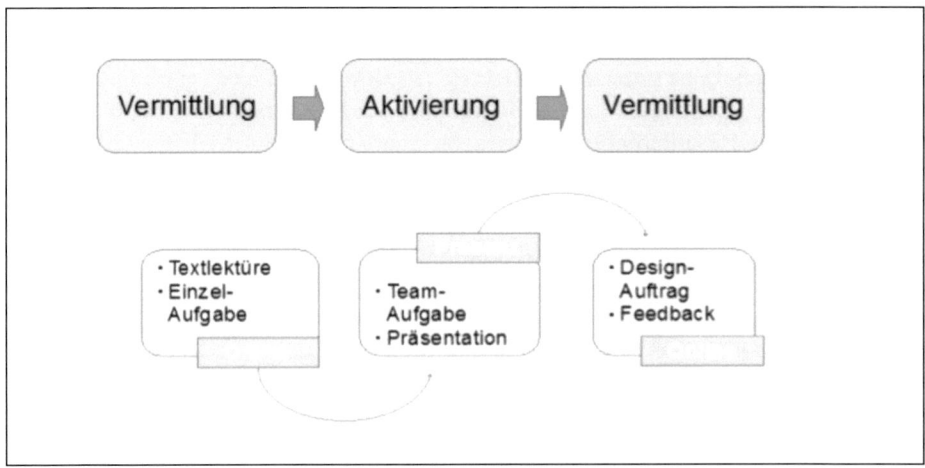

Abb. 7: Reinmann, 2012, S. 129: (Vereinfachte) Beispiele für Ablaufdiagramme

2.3 Management der Wissensarbeit

Anhand der Grundlagen der Wissensarbeit in Wirtschafts-, Non-Profit- und Public-Organisationen nutzen wir die überarbeitete Publikation des Studienbuches Wissensmanagement 2013 von Ursula Hasler Roumois. Diese Ausführungen zeigen, dass die Organisation Wissen als geistige Ressource der Mitarbeitenden nicht direkt gemanagt werden können. Daher ist es wichtig, die Bedingungen der Wissensarbeit so zu gestalten, dass sie möglichst optimal in Leistungen zum Nutzen der Organisation transferiert werden können. Dies ist eine gegenseitige Angelegenheit. Der Nutzen für die Organisation entsteht durch Arbeitsbedingungen, die für die Wissensarbeit stimmen. Die Perspektiven Technologie, Mensch und Organisation fliessen darin zusammen. Somit benötigt die Wissensarbeit folgende Schwerpunkte:

- sinnvolle informationstechnische Systeme.

- prozessorientierte Organisationsform.

- Mitarbeitende befinden sich in einem kontinuierlichen Lernprozess.

- im Mittelpunkt stehen die Wissensarbeitenden (vgl. Hasler Roumois, 2013, S. 217f.).

2.3.1 Komplexität der Wissensarbeit

Seit den achtziger Jahren wurden im angelsächsischen Raum die Arbeitenden in drei Gruppen unterteilt:

- Die Kopfarbeitenden im Dienstleistungssektor

- Arbeitende im Produktionssektor

- Wissensarbeitende

Im deutschen Sprachraum beschäftigte sich die Arbeitswissenschaft mit den Abgrenzungen dieser Tätigkeiten in den neunziger Jahren. Hier unterschied man zwischen Kopfarbeit und Handarbeit, geistige Arbeit und manuelle Arbeit. Zugeordnet wurde die Kopfarbeit den leitenden, planenden und verwaltenden Tätigkeiten. Die Handarbeit war den Ausführenden zugeteilt. Anschliessend stellte man fest, dass geistige wie manuelle Tätigkeiten Kopfarbeit und Handarbeit beinhalten. Durch die zunehmende Informatisierung wurde ersichtlich, dass der Anteil der Beschäftigten, die immer abstraktere geistige Tätigkeiten ausführen, in verschiedenen Berufen stark zunimmt. Somit reichte die Unterscheidung „Kopfarbeit/Handarbeit" nicht mehr.

Die Informatisierung revolutioniert die Dienstleistungen sowie die Produktionen. Diese beiden Sektoren sind wissensintensive Tätigkeiten. In Unternehmen ist es daher nicht möglich, dass Personen in höheren Positionen alle Wissensarbeiten übernehmen können. Anforderungen an Wissensarbeitende leiten sich an Qualifikationen, Persönlichkeitsmerkmalen und Motivation ab.

Beinahe jede menschliche Arbeit verlangt Kompetenzen in allen Fachgebieten. Daher wird die Tätigkeit einer Person als wissensintensive Routinearbeit eingeschätzt, die ihre ganze Persönlichkeit fordert. Eine komplexe Wissensarbeit kann anfänglich dieselbe Aufgabe als wissensintensiv einstufen, die aber nach zunehmendem Expertenwissen zur Routine wird. Dies ist typisch für einen permanenten Lernprozess in der Wissensarbeit (vgl. Hasler Roumois 2013, S. 218f.).

Wissensarbeit besteht aus verschiedenen Anforderungen an die ausführenden Personen:

- Fähigkeit zur gezielten Wissensaneignung durch Informationsverarbeitung
- Fähigkeit zur problemgerechten Wissensbewirtschaftung
- Fähigkeit zur anforderungsgerechten Wissensentwicklung

Wissensarbeit ist eine komplexe Problemlösung. Als Haupttätigkeit wird permanentes problemorientiertes Lernen verlangt. Im Arbeitskontext ist ein überprüfender Transfer des neuen Wissens gefragt. Die effiziente und geschickte Handhabung entsteht durch die richtige Nutzung der Kenntnisse und Fähigkeiten. Die Organisation wird durch die Produktivität der Wissensarbeit im Griff behalten (vgl. Hasler Roumois, 2013, S. 221).

In der folgenden Abbildung (siehe nächste Seite) wird die Wissensarbeit im dreidimensionalen Raum dargestellt als Konvergenzpunkt der Informationstechnologie, Organisationsstruktur und menschliche Kompetenz.

Durch jede Bewegung in einer Achsenrichtung wird ein Veränderungsdruck auf die beiden andern Variablen gegeben. Die Wissensarbeit ist eine komplexe Problemlösung. Sie beruht auf Verarbeitungsprozessen und Handlungen wie Recherchieren, Analysieren, Bewerten, Organisieren, Strukturieren, Koordinieren, Entwickeln, Kooperieren, Beraten, Kommunizieren etc. Dadurch entwickelt sich zwangsläufig eine Komplexitätssteigerung (vgl. Hasler Roumois 2013, S. 222f.).

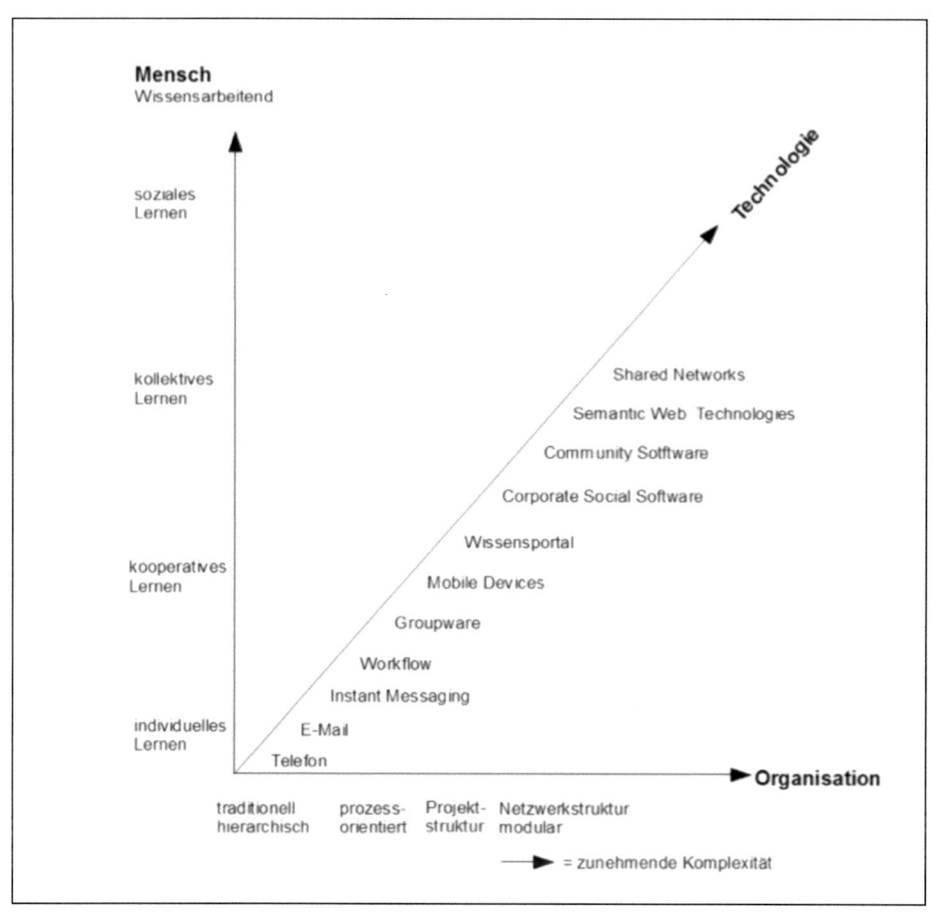

Abb. 8: Hasler Roumois, 2013, S. 222: Komplexität der Wissensarbeit

2.3.2 Porträt der Wissensarbeitenden

In der Berufswelt ist die wissensbasierte Tätigkeit stark angestiegen. Eine Organisation gilt als wissensintensiv, wenn die Mehrheit des Personals wissensbasierte Tätigkeiten ausübt.

Aufgrund der Informatisierung und der notwendigen Vernetzung führen viele Tätigkeitsfelder Wissensarbeit aus. Wissensarbeitende überprüfen ihre Arbeitsressource „Wissen" und erweitern sie bei Bedarf. Sie sind selber verantwortlich für die Qualität der Lösung. Dafür brauchen Wissensarbeitende drei Dinge:

* Notwendiger Handlungsspielraum

* Gewisse Entscheidungsautonomie

* Innere Motivation

Damit Wissensarbeitende erfolgreich funktionieren können, ist folgende Auflistung einer Zusammenstellung von Charakteristika und Kriterien hilfreich:

* Hohe Kompetenz

* Professionelle Kapazität

* Entwicklungspotenzial

* Kreativität

* Enthusiasmus

* Involviertheit

* Initiative und Unternehmergeist

* Autonomiestreben

* Professionelle Standards

* Identifikation

* Moralische Normen

* Anerkennung

Die Hauptmotivation der Wissensarbeit ist die Sache selbst. Durch professionelle Kompetenz und Verantwortung für die Qualität der Arbeit werden Lösungen entwickelt. Selbststeuerung, Selbstkontrolle und Selbstdisziplin richten sich an den Erfordernissen der Organisation aus (vgl. Hasler Roumois, 2013, S. 224ff.).

2.3.3 Herausforderung für die Führung

Die heutige Wissensarbeit erfordert ein neues Verständnis der Führungsfunktion. Vorgesetzte in stark hierarchischen Organisationen stehen vor einigen Herausforderungen:

- In einer wissensintensiven Organisation ist Hierarchie keine Legitimation für Führung. Die Wichtigkeit der Autonomie steigt für die Mitarbeitenden, damit ebenfalls deren Organisation. Durch die veränderte Umwelt beschäftigt eine Organisation einen immer grösseren Anteil an Wissensarbeitenden. Dadurch muss die Hierarchie teilweise neu definiert werden. Aus diesem Grund gilt für wissensintensive Unternehmen eine Organisationsform mit flachen Hierarchien.

- Mitarbeitende müssen und können zunehmend Ihre Arbeit nur selbst organisieren. Wissensarbeit in anspruchsvollen Organisationen wickelt sich auf viele verschiedene Arten ab. Die richtige Art und der richtige Weg einer Arbeitsorganisation zu finden wird durch Wissensarbeitende selbst organisiert. Vorgesetzte verstehen es am besten damit umzugehen, wenn sie sich selbst als Wissensarbeitende sehen. Sieht sich die Führung aber als Kontrollfunktion, können Konflikte mit Wissensarbeitenden vorprogrammiert sein.

- Für Vorgesetzte wird es problematischer, die Produktivität ihrer Mitarbeitenden im Griff zu haben. Für eine traditionelle Organisation ist die Kontrollierbarkeit der Wissensarbeitenden ein zentrales Problem. Eine objektive Messung der Leistung kann zwar vorgenommen werden, die Beurteilung beinhaltet aber immer eine gewisse Subjektivität des Beurteilenden. Dies spricht die Beziehungsebene an. Zusätzlich werden Wissensarbeitende in verschiedenen Projekten eingesetzt, wo durch Zeit und Kräfte verzettelt werden.

- Für Vorgesetzte wird es zunehmend schwieriger, die Tätigkeiten ihrer spezialisierten Mitarbeitenden nachvollziehen zu können. Dies verlangt von den Vorgesetzten Vertrauen in die Kompetenz der Mitarbeitenden. Sichtbare Nachweise wie Professionalität, beurteilbare Qualität oder Sorgfalt und Arbeitsdisziplin sind nötig und basieren auf einer vertrauensvollen Zusammenarbeit.

- Die Bewertungsmassstäbe zwischen Mitarbeitenden und Vorgesetzten oder Werte, die es in der Organisationslogik gibt, können sich eventuell widersprechen. Für Wissensarbeitende in ihrem Gebiet gilt die Leidenschaft. Sie wollen ihre Tätigkeit selber organisieren. Selten streben sie eine hierarchische Karriere an. Nur mit Geld können solche Wissensarbeitende kaum motiviert werden. Sinnvolle Anreize sind eine grosse Autonomie und Freiheit in ihrer Tätigkeit sowie eine entsprechende Anerkennung (vgl. Hasler Roumois, 2012, S. 228ff.).

Es kann zu Sandwich-Positionen kommen zwischen Wissensarbeitenden und Vorgesetzten im mittleren Kader, denn sie müssen als Führungspersonen verschiedenen Anforderung von Oben und gleichzeitig jenen der Wissensarbeitenden gerecht werden.

Die Voraussetzung für Wissensarbeit ist die intrinsische Motivation. Es wird um der Sache willen und nicht wegen der Belohnung gearbeitet. Dies erklärt die Leistungsbereitschaft durch das Engagement der Wissensarbeitenden. Die Wissensarbeit durch die intrinsische Motivation bedingt den vollen Einsatz der Persönlichkeit. Eine Gefahr besteht daher in der Selbstausbeutung (vgl. Hasler Roumois, 2013, S. 231ff.).

2.3.4 NETZWERKGESELLSCHAFT

Heute sprechen wir von einer Netzwerkgesellschaft. Dies ist eine Auswirkung der Wissensgesellschaft. Durch die Informationszunahme benötigen Wissensarbeitende die Zusammenarbeit in professionellen Netzen. Das gesellschaftspolitische Umfeld und die Dienstleistungen sind komplex und vernetzt. Übergreifende gesellschaftliche Problemstellungen werden heute in internen und externen Netzwerken bearbeitet und bilden strategische Kooperationen zwischen Abteilungen oder Verwaltungseinheiten und verschiedenen externen Partnern. Dies ist ein Ausdruck des erwähnten Trends zum partizipativen und kooperativen Staat.

Aus Sicht des Wissensmanagements ist es hochinteressantes und wichtiges Wissen. Daher braucht es in dieser Komplexität strategische Ziele, um als Organisation an dieses Wissen heranzukommen, da es alleine nicht mehr möglich wäre.

Der Hauptvorteil ist, dass beteiligte Partner einander am Know-how und organisationsspezifischen Informationen teilhaben lassen. Dadurch können durch die Kombination verschiedener organisationsspezifischer Expertisen Lösungen gefunden werden

Dieser Interessensverband geht eine Kooperation mit einem „Konkurrenzverband" ein. Dadurch werden die Zuständigkeitsbereiche neu aufgeteilt. Durch die mehrfachen Mitgliedschaften in festen Prozessen und in informellen Netzwerken können Informationen und wichtige Erfahrung dazu gelernt werden.

Es gibt grundsätzlich alle Formen von Wissensnetzwerken. Diese Netze können ungeplant oder durch ein gemeinsames Interesse an einer Wissensproblematik entstehen, indem sie sich regelmässig treffen und sich über die Kommunikationstechnologie austauschen. Expertenwissen kann auch absichtlich zusammen geführt werden und einen Austausch initialisieren (vgl. Hasler Roumois, 2013, S. 136f.).

Durch Untersuchungen in Open-Source-Projekten können Rückschlüsse gezogen werden über den Wissensaustausch in Wissensgemeinschaften in Organisationen sowie indirekt auf die Per-sonalführung von Wissensarbeitenden. Hier spielt die Basis der intrinsischen Motivation mit. Es werden die folgenden vier Faktoren erwähnt:

- Reziprozität

- Spass am Lernen

- Reputation

- Selbstbestimmung

Dies zeigt auch auf, dass Wissensarbeitende ihr Wissen bereitwillig austauschen. Wissensarbeitende sind interessiert, an intelligenten Communities oder Organisationen zu arbeiten. Dazu braucht es die gleichen Werte für die Organisation und das Individuum.

Als Erfolgsfaktor werden Wissensgemeinschaften als wissensintensive Organisationen betrachtet. So wird stets untersucht, wie die so genannte Wissenskooperation verbessert werden kann (Vgl. Hasler Roumois, 2013, S. 237ff.).

2.3.5 Wissensgemeinschaften und Communities

Wissensgemeinschaften oder Wissens-Communities interessieren sich für eine Wissensproblematik. Durch das gemeinsame Interesse am Thema finden sich Leute zusammen. Ein solches Gebilde hat einen Lebenszyklus, der aus folgenden Phasen besteht:

- Gründung
- Zusammenwachsen
- Aktivität
- Bewirtschaftung
- Verwandlung oder Auflösung

Folgende Strukturmerkmale weisen Wissens-Communities auf:

- gemeinsame Zielsetzung oder geteiltes Interesse eines Wissensbereichs
- Interaktionen
- Mikrokultur

Eine Wissens-Community hat nicht die Aufgabe, ein bestimmtes Problem zu lösen. Sie dient als Forum für die Entwicklung der Kompetenzen ihrer Mitglieder, um neue Erkenntnisse zu gewinnen. Eine Wissens-Community kann als Wissensmanagement-Instrument eingesetzt werden. Sie muss „Zweckfreiheit" und Freiwilligkeit garantieren (vgl. Hasler Roumois, 2013, S. 240ff.).

Für eine lernende Organisation sind nicht nur die Anzahl Lernaktivitäten der Mitarbeitenden von Wichtigkeit. Es ist für die Organisation wichtig, Wissensarbeitende in externen und internen Netzwerkfunktionen als vermittelnde Botschafter zu erkennen und sich für ihre Beiträge in Form von Erfahrungen und Erkenntnissen zu interessieren. Es bedingt, dass Mitarbeitende fähig sind, ihr Lernen zu reflektieren und den Wert eines Lernprozesses einzuschätzen. Es gilt daher, die kollektive Intelligenz zu entwickeln und die Lernbereitschaft der Mitarbeitenden zur Kernkompetenz auszubauen durch folgende vier Fähigkeiten:

- Sie weiss die gesammelten Erfahrungen zu nutzen.
- Sie verfügt über Vergleichsmöglichkeiten zu anderen Organisationen.

- Sie ist fähig, Instrumente, Konzepte und neue mentale Modelle zu entwickeln.

- Sie ist fähig, aus ihren Wissensarbeitenden ad hoc zusammengefügte Arbeitsgruppen zu bilden, die trotz unterschiedlicher Erkenntnisse und Erfahrungen kooperieren können.

Intelligente Organisationen basieren auf einem Personalbestand an Wissensarbeitenden, der relativ konstant, loyal, motiviert, lernfähig und leistungsstark ist (vgl. Hasler Roumois, 2013, S. 243ff.).

Die steigende Komplexität aller Lebens- und Arbeitskontexten und die stärkere Vernetzung aller Informations- und Wissensbereiche ist die Folge der aktuellen technologischen Möglichkeiten im Daten und Wissensbereich. Es ist daher grundlegend, eine optimale Gestaltung einer konkreten Wissensarbeit in der Organisation zu ermöglichen.

Um paradoxe Situationen zwischen Management und Wissensarbeit im Griff zu behalten, braucht es neue Strategien im Umgang mit der Komplexität, um in diesen neu vernetzten Situationen Widersprüchlichkeiten zu nutzen um Handlungsspielraum zu gewinnen. Denn nur so gelingt den jungen Generationen die Entwicklung im globalen Arbeitsmarkt (vgl. Hasler Roumois, 2013, S. 251f.).

2.4 Mobiles Lernen im Gesundheitswesen und im Spital

Durch die fortlaufenden Neuerungen in der Technologie und in der Kommunikation sind Innovationen und Kreativität gefragt. Die steten Neuerungen zwingen das Gesundheitswesen und die Spitäler, sich immer wieder in allen Berufsbereichen an den Veränderungen in der Gesellschaft zu orientieren. Hilfreich ist daher eine lebensphasenorientierte Spitalführung, wo die Generationen mit ihren unterschiedlichen Lehrmethoden und Erfahrungen einbezogen werden und sich gegenseitig ergänzen und bereichern. Dies kann zur Entschärfung dieser Entwicklung beitragen. In einem kontinuierlichen Prozess werden die Themenfelder bearbeitet und umgesetzt.

2.4.1 Das Netzwerk vom Lernen im Gesundheitswesen

Die Wissensspirale von Nonaka und Takeuchi zeigt die vier Formen der Wissensumwandlung im Gesundheitswesen auf. Das Wissen auf der individuellen Ebene kann die Grenzen von Teams, Spitälern und Interaktionsgemeinschaften erfassen und in Verbindung von prozessorientiertem Wissensmanagement sogar überschreiten. (vgl. Bürki, 2005, S. 80f.).

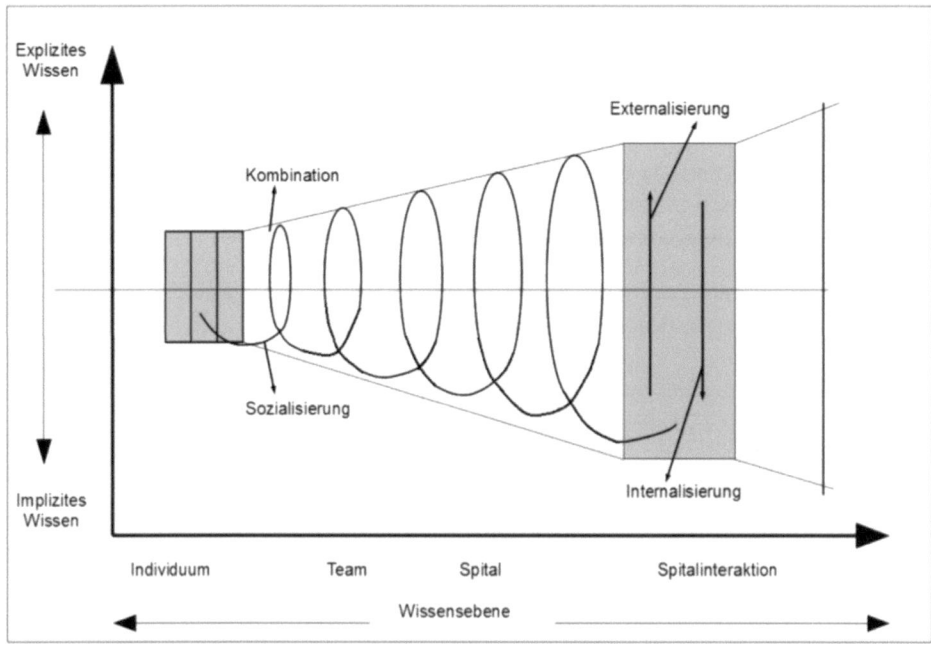

Abb. 9: Bürki, 2005, S. 81: Spirale der Entwicklung von Wissen.

Soziologe Wilke zeigt auf, dass es für einen Wissensaustausch eine entsprechende Kultur benötigt (vgl. Wilke, 2004, S. 36). Daher gibt es Anforderungen an die neue Lernwelt:

- Arbeitgeber und Arbeitnehmer teilen die Verantwortung für das Lernen der Mitarbeitenden. In der Gestaltung von Lernprozessen sind daher beide Seiten gefordert. Voraussetzung ist die Kompetenz von selbst gesteuertem und eigenständigem Lernen, was zu einem selbstständigen Arbeiten führt.

- Es braucht ein gutes Lernklima. Das Lernen hat einen positiven Wert. Durch die Führung wird es vorgelebt und aktiv unterstützt.

- Informelles Lernen sichtbar machen und Anschlussstellen bieten. Es benötigt eine betriebsübergreifende Lernarchitektur, die das betriebliche Lernen mit formalen Bildungsangeboten verknüpft.

In Zukunft braucht es auch Konzepte zum lebenslangen Lernen. Diese müssen Zukunftskompetenzen entsprechen. Es braucht geeignete Lernformen für unterschiedliche Zielgruppen. Zentrale Elemente lebensphasenorientierter Personalentwicklung sind Rahmenbedingungen, die Lernen arbeitsplatznah und im Arbeitsprozess erlauben. Da könnte mobiles Lernen ein Ansatz sein (vgl. Cendon, 2013/01, 38ff.).

In einer Analyse werden die Trends im Wissensmanagement für die nächsten Jahre aufgezeigt. Als Grundlage gelten Erfahrungen aus fünf Jahren Benchmarking am Institute for Research on Information Systems der Business School in Wiesbaden.

Darin wird festgehalten, dass Wissensmanagementziele aus den strategischen Geschäftszielen abgeleitet und an Bedeutung zunehmen werden. Daraus werden operative Jahresziele definiert. Zu einer wichtigen Herausforderung wird der koordinierte Wissenstransfer zwischen zentralen und dezentralen Rollen. Es entstehen Verschiebungen der Zuständigkeitsbereiche in der Organisation und deren Grenzen verschwimmen. Es findet ein Austausch zwischen internen und externen Unternehmensnetzwerken statt. Wichtig in diesem Punkt ist zu beachten, welcher Austausch erwünscht ist und welcher kann vielleicht sogar rechtlich bedenklich sein (vgl. Hertlein, Smolnik, 2012, S. 28f.).

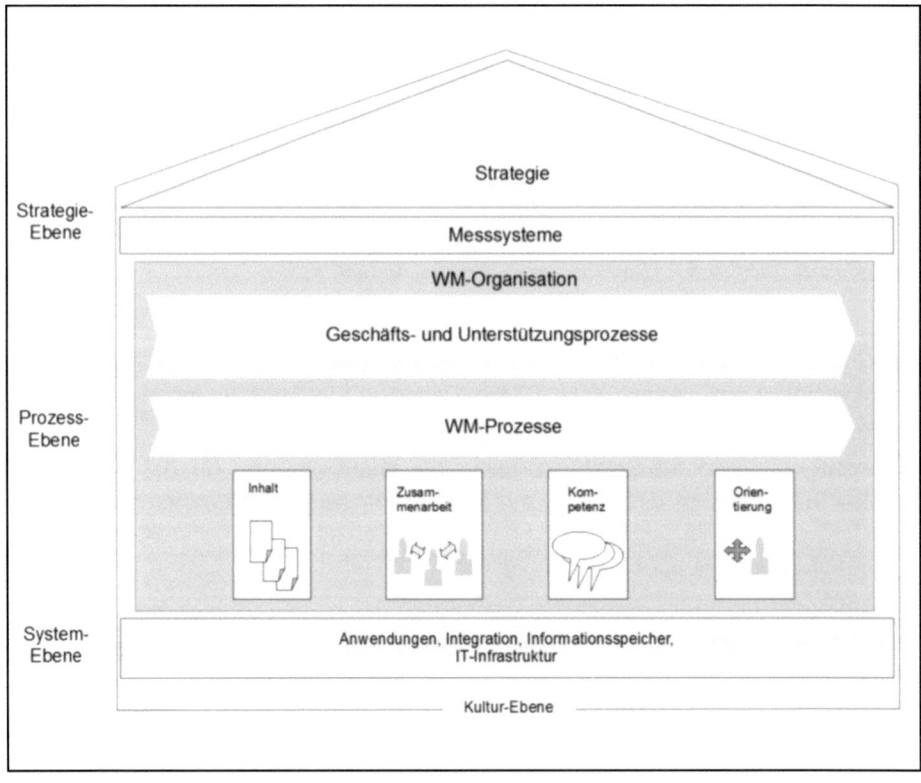

Abb. 10: Hertlein, Smolnik, 2012, S. 29: Integrierte Wissensmanagement-Architektur nach Riempp

Hilfreich kann sein, einen umfassenden und integrierten Wissensmanagementprozess zu beschreiben, der eng mit den Kernprozessen des Unternehmens verknüpft ist.

Von besonderer Bedeutung für die Wirksamkeit des organisationalen Wissensmanagements sind die Strategie- und die Prozessebene in einem Unternehmen. In Workshops kann es zu intensiven Diskussionen über die Systemebenen kommen.

Ein vieldiskutierter Wissensmanagement-Trend ist der Einsatz von Social-Software-Anwendungen in einem Unternehmen. Wichtig ist dabei, dass der sozio-technische Aspekt mit einbezogen wird. Festgehalten wird darin:

- Mitarbeitende kommunizieren offener, aber auch unpersönlicher.
- Sie sind mobiler, was Auswirkungen auf die Grenzen Beruf/Privatleben hat.
- Es ändern sich die Alters- und Arbeitsmodellstrukturen der Mitarbeiterschaft.
- Viele offene Fragen auf der technischen wie soziokulturellen Ebene.

Die Herausforderung für Wissensmanagement wird sein:

a. sich frühzeitig auf andeutende Veränderungen einzustellen.

b. von einander zu Lernen (Best. Practices).

c. von anderen Branchen Lernen und Erfahrungen weitergeben (vgl. Hertlein, Smolnik 6/12, S. 29f.).

2.4.2 Mobiles Lernen im Spital

Wie wir bereits im Teil 1, Kapitel 2.1.5, Kapitel 2.2.1 und 2.2.2 beschrieben haben, stehen wir in einem steten Wandel mit den Anforderungen an das Wissensmanagement und das mobile Lernen.

Bereits im 2003 wurde an der Höheren Fachschule Gesundheit und Soziales (HFGS) in Aarau das Portfolio in Printform eingesetzt. Die Portfolio-Einträge gelten als Bestandteile für einen verbindlichen Leistungsnachweis über die individuellen Fähigkeiten zur Selbstreflexion. Nach der Erarbeitung eines Konzeptes E-Learning und E-Portfolio an der HFGS wurde das E-Portfoliokonzept an einem Workshop am Lernweltkongress 2012 in Bern vorgestellt. Folgende Definition stützt sich auf die Terminologie des Kopenhagen-Prozesses in Rahmen des Lehrplans „Pflege 2011":

„Kompetenzen bezeichnen die Fähigkeit zur Anwendung von Kenntnissen, Fähigkeiten und Know-how in gewohnten oder neuen Arbeitssituationen. Sie setzt sich aus Wissen (savoir), Fachkompetenz (savoir-faire)und Verhalten (savoir-être) zusammen. Sie wird durch die Zielorientiertheit, die Selbstständigkeit, das Ergreifen von Initiative, die Verantwortung, das Beziehungsumfeld, die verwendeten Mittel und das Anforderungsprofil der diplomierten Pflegefachperson HF definiert"(zit. in Schärli,2013, S.467).

Durch die Kompetenzorientierung, selbstgesteuertes und lebenslanges Lernen werden die Studierenden befähigt, die beruflichen Handlungskompetenzen zu entwickeln. An bedeutsamen Handlungssituationen entwickeln sie die Handlungskompetenz weiter und bewältigen die beruflichen Aufgaben immer besser.

Da wir am Spital Zofingen Lernende von der HFGS in Operationstechnik ausbilden, sind wir auch direkt konfrontiert mit dem Bildungsgang „Operationstechnik" (OT).

Hier das E-Portfoliokonzept mit folgenden Zielen in diesem Bildungsgang:

- Übernehmen von Verantwortung für das eigene Lernen.
- Einsicht in die eigenen Lernprozesse und Lernmethoden gewinnen.
- Reflektieren von Lernerfahrungen und beruflichem Handeln.
- Dokumentieren des eigenen Lernprozesses im Hinblick auf die Ausbildungsziele und die zu erreichenden Kompetenzen.
- Sammeln von relevanten Dokumenten für die persönliche und berufliche Entwicklung.
- Stetige Auseinandersetzung mit beruflichen Zielen und Kompetenzen (vgl. Schärli, 2013, S. 468ff.).

Wie die Publikation von Marianne Schärli belegt, wird die Entwicklung der beruflichen Kompetenzen während den Ausbildungsjahren durch das E-Portfolio sehr gut aufgezeigt (vgl. 2013, S. 478f.).

Daher ist es sinnvoll, die Entwicklung dieses neuen Mediums für die Laufbahnplanung weiter zu verfolgen. Die Aussage von Prof. Dr. Philipp Gonon, Universität Zürich, ist daher ernst zu nehmen und für die nächsten Generationen einzubeziehen: „Der Beruf fürs Leben ist endgültig vorbei. Eine biografische Kompetenz wird daher mit diesem Lehrmittel hervorragend unterstützt".

Der Einsatz in der Praxis des Lehrmittels „Laufbahn-Portfolio für Berufslernende" besteht aus drei sich ergänzenden Arbeitsinstrumenten:

- Ringbuch mit Aufgabenregister
- Arbeitsheft
- Online-Arbeitsplattform

Ein solches Laufbahn-Portfolio umfasst folgende neun Rubriken:

- Standortbestimmung
- Persönlichkeits- und Berufs-Pass
- Lernstrategie und Wochenplan

- Selbst- / Fremdbild
- Zukunft im Berufsfeld
- Berufs-Hitparade
- Lebens- und Bildungsplan
- Ziele und Aktionsplan
- Bewerbungsunterlagen

Dieses Laufbahnportfolio kann genutzt werden für ein Vorwärtskommen in Beruf und Karriere. Durch dieses Mittel werden Mitarbeitende in den Betrieben für den Arbeitsmarkt kompetent und fit gehalten. Ein Portfolio kann genutzt werden für die Vermittlung von Fachpersonen oder Kaderpersonen. Ebenfalls kann es von Stellensuchenden verwendet werden (vgl. Schmid, 2013, S. 341ff.).

In der folgenden Abbildung wird die Laufbahnplanung als Entscheidungsprozess von Schmid aufgezeigt.

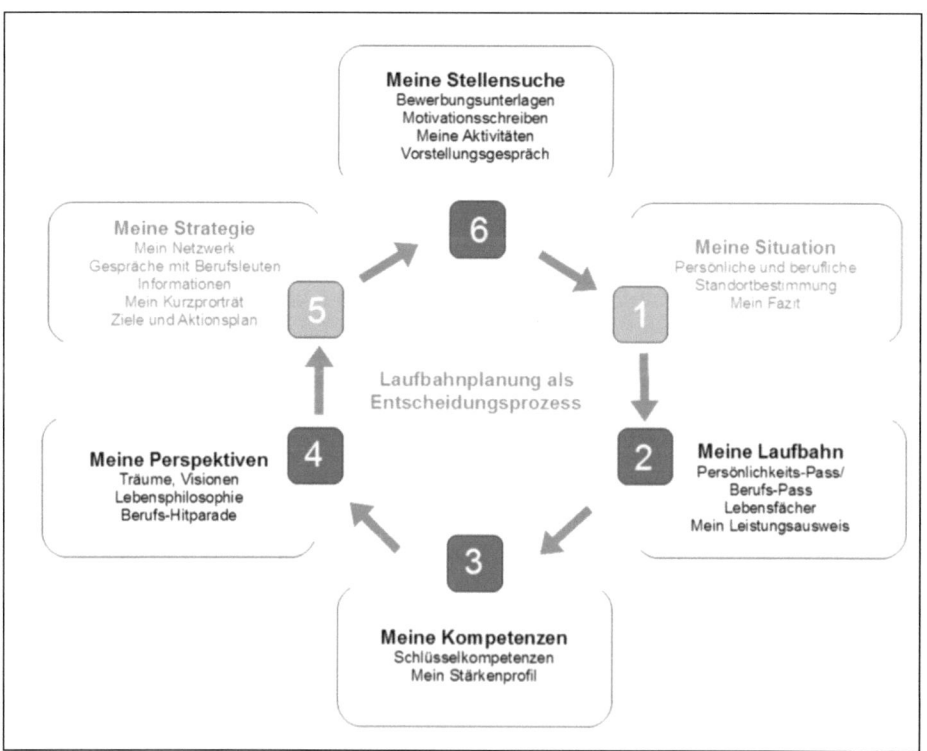

Abb. 11: Schmid, 2013, S. 348: Laufbahnplanung als Entscheidungsprozess

3. Umsetzung Pilotprojekt Lern-plattform OPS Spital Zofingen

Als Grundlage für die Umsetzung dienen eine Beschreibung des Ist- und Soll-Zustandes der Lernplattform OPS. Gewünscht wird eine Lernplattform mit den heutigen technischen Möglichkeiten. Ein Modell für das Fachgebiet Neurochirurgie zeigt eine mögliche Benutzeroberfläche mit Themenwahl. Die E-Learning Wissensebenen werden in einem Organigramm dargestellt. In den E-Learning Aufgaben OPS werden für die einzelnen Funktionen die nötigen Kompetenzen und Empfehlungen beschrieben.

3.1 Situation der Lernplattform OPS Pflege

Da eine E-Learning Plattform schon länger ein Wunsch des Teams war, wurden immer wieder Anregungen erarbeitet.

3.1.1 Beschreibung des Ist-Zustandes der Lernplattform OPS

Im Januar 2015 sieht die Ausgestaltung der Lernplattform im OPS-Team folgendermassen aus:

- In allen Operationssälen, im Büro der Leitung OPS, in der Zentralsterilisation, in der Patientenvorbereitung und im Bistro stehen PCs und Laptops zur Verfügung, mit welchen Dateien vom Server abrufbar sind.

- Die Neuigkeiten des Spitals sind im Intranet auf allen PCs abrufbar, somit auch auf den Laptops in den einzelnen Operationssälen.

- Die erstellten Dokumentationen über die Operationstechniken sind auf dem PC abrufbar, ebenfalls die Protokolle von den Sitzungen.

- Für neue Mitarbeitende ist es schwierig, den Überblick über die vielen Dokumentationen der Wissensarbeit bis heute zu bekommen, da sie nach einer alten Struktur eingeteilt sind.

- Dokumentationen der Hersteller von Operationstechniken sind zwar vorhanden, aber noch wenig mit spitalinternem Wissen vernetzt.

- Das heutige Rapportbuch wird in einer Excel-Datei erfasst. Ebenfalls gibt es ein Rapportbuch in Papierform. Beide werden lückenhaft geführt.

Seit März 2014 haben wir vom Spital Zofingen Zugriff auf die E-Learning Plattform von easy-Learn des KSA zur Unterstützung des Lernens. Jeder Mitarbeitende hat örtlich und zeitlich unabhängig Zugriff auf diese Lernplattform, um sich Wissen über die OPS-Pflege und die Organisation im OPS anzueignen. Über ein persönliches Wissensumfeld (my Workspace) besteht auf dieser Plattform die Möglichkeit, Wissensobjekte selber zu gestalten und mit den ArbeitskollegInnen wichtiges Wissen zu teilen. Diese Chance wird bis heute im OPS nur für die Wissensteilung über administrative Fragen verwendet (z. B. Office 2010 Einführung).

3.1.2 Beschreibung des Soll-Zustandes der Lernplattform OPS

Die zukünftige Lernplattform im Operationssaal soll folgende Punkte beinhalten:

- Die Mitarbeitenden kennen die Grundlagen der easyLearn Plattform.
- Sie können ein Lernrezept in my Workspace erstellen.
- Sie kennen den Weg zur Publikation.
- Sie können die Inhalte der Lernplattform an die aktuellen Praxissituationen aktualisieren.
- Sie kennen die Struktur der Lernplattform.
- Sie kennen die Aufgaben der Plattform in ihrer Funktion.
- Sie kennen die Kompetenzen in ihrem Arbeitsbereich.
- Sie kennen den Umgang mit der Plattform für die Zusammenarbeit.

3.2 Konzeption

Das Konzept der E-Learning Plattform besteht aus drei Ebenen. Diese sind in der folgenden Abbildung aufgezeigt:

Kontrolle Evaluation	**Oberes Kader** Leitung OPS Verantwortliche Ausbildung	Kontrolle der E-Learning-Plattform Anregungen für Verbesserungen oder Neuerungen Evaluationen einleiten Entwicklung der Mitarbeitenden beraten und einleiten
Drehscheibe der E-Learning-Plattform	**Mittleres Kader** Fachverantwortliche Tagesverantwortliche	Schreiben eines Verlaufsblattes für Fachverantwortliche eines Fachgebietes OP-Techniken (Richtschema) schreiben Bei Alltagsproblemen: 1. Lernschritte einleiten 2. Verlaufsblätter und Richtschemen schreiben 3. Lernrezepte publizieren (Voraussetzung: Besuch eines Publisherkurses) 4. Ev. Stellvertretung dazu anleiten
Neue Mitarbeitende Lernende	Mitarbeitende TOA Instrumentier Lagerung	Lernen der Grundlagen auf den verschiedenen Fachgebieten mit der E-Learning-Plattform E-Learning Inhalte im Arbeitsalltag umsetzen Anregungen an die Fachverantwortliche bei Fehlen von Informationen, Verbesserungsvorschläge aus der Schule oder aus Erfahrung

Abb.12: Konzept der E-Learning Plattform auf drei Ebenen

3.2.1 Konzeption E-Learning OPS (Lernziel Neurochirurgie)

Die Lernplattform wird so strukturiert und erarbeitet, dass Sie für jeden interessierten Anwender selbsterklärend ist und zum Lernen genutzt werden kann. Sie ist als Website gestaltet und kann über den Browser bedient werden. So können zu einem späteren Zeitpunkt Tabletts und Smartphones eingesetzt werden.

Die Plattform wird so vernetzt, dass die Übergänge fliessend sind. Der Nutzer kann von der Startseite aus an das gewünschte Ziel gelangen, um für seine offenen Fragen eine Antwort zu finden.

Zweck der Plattform:

Die geplante Plattform vermittelt den Mitarbeitenden mit Bildern und Texten fachliche und organisationstechnische Lerninhalte.

Mit wenigen Klicks kann das Firmenwissen auf Tabletts und Smartphones schnell nachgeschlagen werden. In dunklen Räumen (mikroskopische Arbeiten) erleichtern mobile Geräte mit Hintergrundbeleuchtung die Lesbarkeit von technischen und medizinischen Dokumentationen. In Problemsituationen steht das benötigte Wissen zeitnah zur Verfügung.

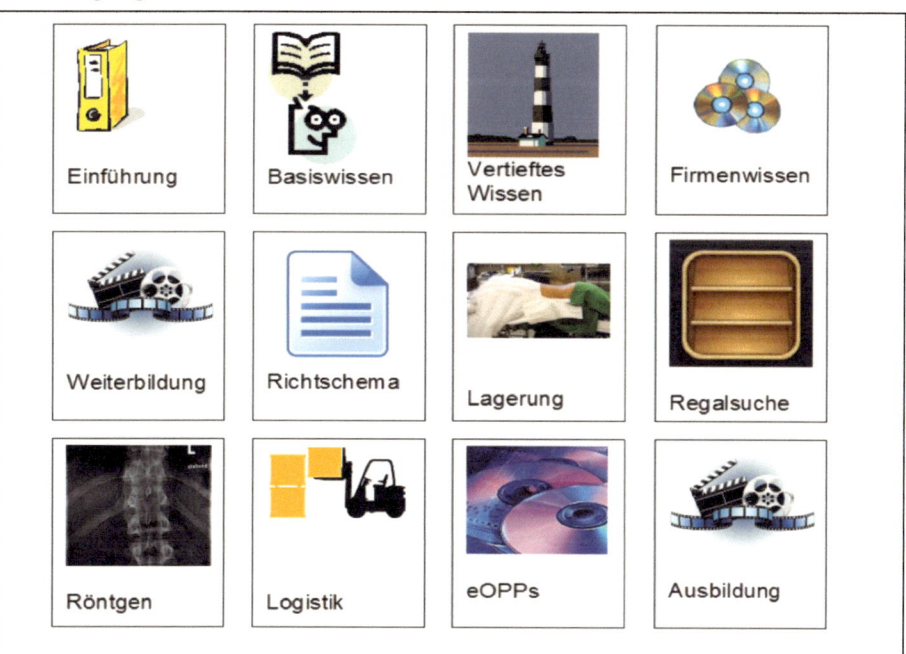

Abb. 13: Fachgebiet Neurochirurgie

3.2.2 E-Learning Wissensebenen OPS

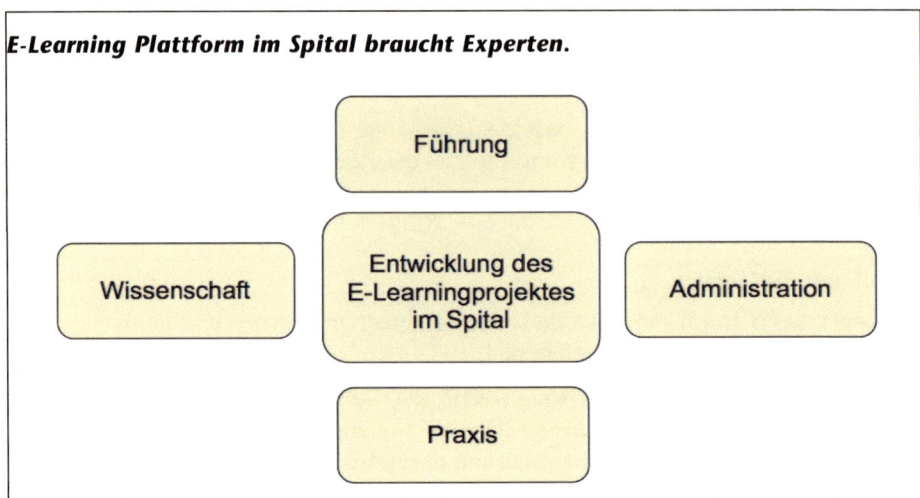

E-Learning Plattform im Spital braucht Experten.

- Führung
- Wissenschaft
- Entwicklung des E-Learningprojektes im Spital
- Administration
- Praxis

Abb. 14: Entwicklung des E-Learning-Projektes

Führungsexperte

Zeitgemässe Führung bedeutet, dass Mitarbeitende aus eigener Überzeugung unternehmerisch handeln und dafür Verantwortung übernehmen.

Wissenschaftsexperte

Umfassende Kompetenzen im Bereich des Gesundheitssystems der Zukunft über E-Health (Infrastruktur, Dienstleistungen, Management, 2.0 Showcases, Rechtsfragen, Datenschutz und Ethik).

Administrationsexperte

Eine umfassende Bildungslösung kombiniert mit einer rollenden Planung und Ausschreibung von Bildungsveranstaltungen. Dadurch wird eine standardisierte und automatisierte Administration geboten.

Praxisexperte

Das Wissen einzelner Fachkräfte lässt sich effizient erfassen. Durch ein integriertes Learning-Managementsystem wird selbstlernbares E-Learning vermittelt.

Wissensebenen

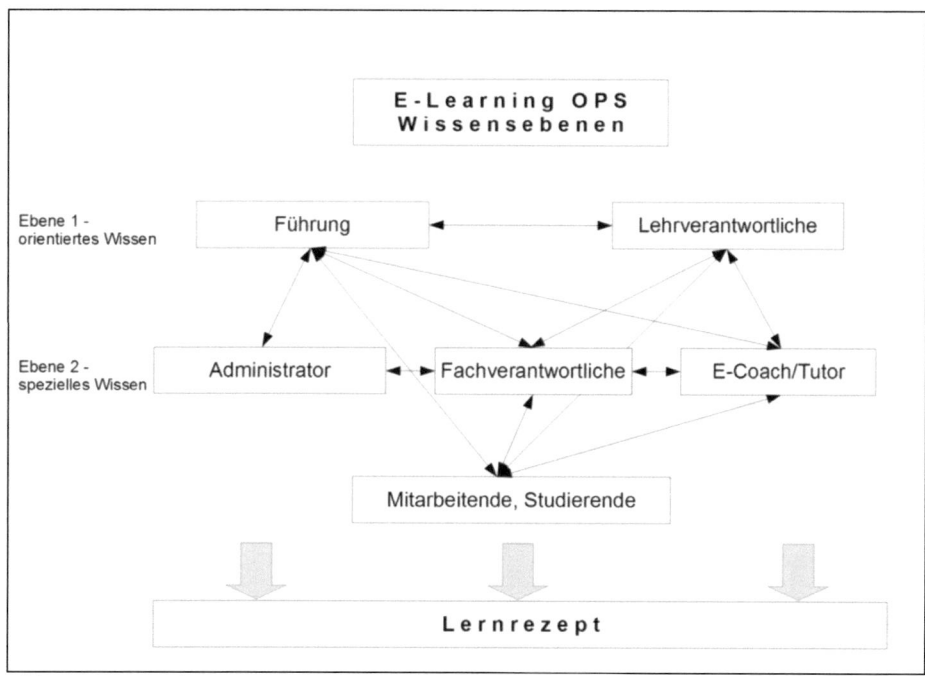

Abb. 15: Wissensebenen

3.2.3 E-Learning Aufgaben OPS

Führungsverantwortliche

- sind verantwortlich für das Wissensmanagement, formelles und informelles Lernen im OPS.

- tragen die Verantwortung für die Medienkompetenzentwicklung und deren Zielerreichung im Operationssaal.

Lehrverantwortliche

- erstellt den Bildungsbedarf der Anspruchsgruppen fest, unterstützt die einzelnen Arbeitsfelder durch Erfolgsbestimmungen und orientiert Führung und Mitarbeitende.

- übernimmt Verantwortung für gute Rahmenbedingungen in der Vielfalt der Möglichkeiten im Lernkontext und fördert Methoden, die sich eignen für deren Nutzung.

- beurteilt die Lernfortschritte in den verschiedenen Methoden und deren Auswertung.

Administrator

- trägt die Verantwortung für eine standardisierte und automatisierte Administration für die Mitarbeitenden im OPS.
- definiert und administriert den Benutzerstamm der OPS easyLearn-Community.
- definiert die notwendigen System- und Sicherheitsrechte.
- stellt die Publikation der Lerninhalte sicher.
- richtet clevere Automatismen ein (z.B. Benachrichtigungsregeln).
- ist in der Lage, die Community kompetent zu beraten und zu betreuen.
- fördert den Einsatz der Lernplattform mit anderen Fachbereichsverantwortlichen und Content-Autoren.

Fachverantwortliche

- erstellen in ihrem Fachgebiet Lernrezepte zum selbstständigen Lernen für die KollegInnen und Studierenden.
- erstellen Lernrezepte, welche didaktisch klug durch Handbücher, Weisungen und Anleitungen führen.
- unterstützen KollegInnen und Studierende bei der Erstellung und Umsetzung von neuen easyLearn-Rezepten durch die drei Schritte: Entwurf, Fertigstellung, Nutzung.

E-Coach/Tutor

- unterstützt formelles und informelles Lernen von Mitarbeitenden und Führungskräften.
- unterstützt organisatorische Rahmenbedingungen.
- fördert das Lernen und den Wissensaustausch in Communities.
- beobachtet und evaluiert informelles Lernen.
- unterstützt die Lernrezeptgestaltung für gute Praxisbeispiele anhand von Fallbeispielen.
- unterstützt die Kompetenzentwicklung von persönlichem Wissensmanagement und oder informellem Lernen.
- moderiert den Erfahrungsaustausch in einer Lern-Community im OPS.

Mitarbeitende, Studierende

Im persönlichen Informatik-Arbeitsplatz:

- lernt der Mitarbeitende, Studierende das vermittelte Grundlagenwissen anhand von Lernrezepten.
- ist myWorkspace der Platz zum Selbstgestalten von Lernideen für KollegInnen.
- werden die Lernideen den Fachverantwortlichen zur Überprüfung der Richtigkeit und zur Aufnahme für KollegInnen vorgeschlagen.
- werden nach bestandener Überprüfung das Lernrezept dem Administrator zur Veröffentlichung in den gewünschten Lernplattformen weiter geleitet.

3.3 WEG ZUM PILOTPROJEKT, REALISIERUNG DER LERNPLATTFORM

Nach den ideenreichen Gesprächen mit den Leitungen Pflege und OPS im 2012/2013 fasste ich die Umsetzung einer Lernplattform für 2014 ins Auge. Eine praktische Bedürfnisaufzeichnung für die Struktur einer Lernplattform wurde erarbeitet und in einer Demoversion getestet. Diese beinhaltete das Fachgebiet Neurochirurgie und wurde der OPS-Leitung vorgestellt. Weitere Schritte waren das Einbeziehen der Informatik und die Abklärungen der Zugriffsmöglichkeiten intern und extern. Ebenfalls informierte man sich über den Stand einer Lernplattform im Kantonsspital Aarau (KSA), um allfällige Synergien nutzen zu können. Gleichzeitig wurde die Demoversion dem OPS-Team zugänglich gemacht. An der Februarsitzung OPS 2014 wurde diese Idee erläutert.

Bereits im März 2014 erhielten alle Mitarbeitenden ein Informationsblatt über die easyLearn Plattform als persönlichen Informatik Arbeitsplatz. Zum Selbststudium erhielten wir Lernrezepte zur Umstellung auf Windows 7 und Microsoft Office 2010. Diese Lernrezepte wurden in Zusammenarbeit mit dem KSA erarbeitet und sofort zur Verfügung gestellt. Somit hatten wir mit einem Link im Intranet Zugriff auf die easyLearn Plattform. Gleichzeitig erhielten wir einen passwortgeschützten externen Zugriff auf unseren persönlichen Informatik Arbeitsplatz. Es wurde möglich, sich mit diesem Zugriff von zu Hause aus beruflich weiterzubilden sowie Ideen einzubringen. Durch die Firma easyLearn fand ich den Kontakt zu Frau Doris Jäggi, Leiterin Personal- und Organisationsentwicklung im KSA. Sie hatte von meinen Publikationen die Leseprobe im Internet entdeckt. So ergab sich ein Kontakt für einen Austausch über dieses Thema. Da ich unabhängig vom KSA bereits eine Demoversion für das Fachgebiet Neurochirurgie erarbeitet hatte, zeigten wir unsere Ideen gegenseitig auf. Durch die vorgesehene neue Version der easyLearn besteht die Möglichkeit, mit allen Endgeräten zu lernen. Der Zeitpunkt der Inbetriebnahme war jedoch noch nicht festgelegt.

Da die Entwicklung in der Gesundheitspolitik vom Bund gesteuert wird, entdeckte ich im September 2014 den Leitfaden für E-Health-Bildungsverantwortliche. In diesem Leitfaden werden eine einheitliche Basis in der Vermittlung der Gebiete E-Health und Grundlagen der medizinischen Informatik beschrieben. Dieser Leitfaden soll die Lücken in den beiden Gebieten schliessen. Er soll bei der Planung und Erarbeitung der Bildungsangebote ein unterstützender Begleiter sein.

Am 06.11.2014 bot sich die Gelegenheit, das neue easyLearn V5 in einer Produktedemonstration kennen zu lernen. Ebenfalls hatte ich entschieden, am 11.12.2014 an einem Publisher Kurs 1 teilzunehmen. Dieser vermittelt die Grundlagen zum Publizieren von Lernrezepten. Über die Plattform des Spitals ergab sich die Möglichkeit, im persönlichen Informatik Arbeitsplatz (PIA) Lernrezepte für die Neurochirurgie zu erstellen. Da ich dies professionell vornehmen wollte, nahm ich freiwillig an diesem Kurs teil. So konnte ich mein Gerüst für die Neurochirurgie weiter bearbeiten. Im KSA war über das Thema Neurochirurgie OPS für die Lernplattform noch nichts entwickelt.

Ende Dezember 2014 schickte ich mein erstes Lernrezept zur Begutachtung an die Personal- und Organisationsentwicklung KSA und OPS-Leitung SPZ. Da nach den Neujahrstagen die Zeit nicht reichte, sofort an der E-Learning Plattform zu arbeiten, wurde dies als Pendenz vorgesehen.

In einem kleinen Spital kommt es erfahrungsgemäss immer wieder zu personellen Veränderungen. So verliess der Verantwortliche für die Informatik das Spital Zofingen und wechselte ins Kantonsspital Aarau. Die Lernplattform geriet dadurch vorübergehend ins Stocken.

Bei der Leitung Pflege stand auf Juli 2015 ebenfalls ein Wechsel an. Trotzdem wurde mit der Leitung OPS im Juni ein Pilotprojekt für die Fachverantwortlichen geschmiedet. Diese mussten in ihrem Fachgebiet bis am 17. September ein Ziel in der Lernplattform formulieren und bis am 3. Dezember 2015 ein Lernrezept dazu gestalten.

3.3.1 HALTUNG GEGENÜBER DER PILOTORGANISATION, GRUNDHALTUNG GEGENÜBER DER LERNPLATTFORM

Der im 2012 erarbeitete Fragebogen zeigte die Idee vom mobilen Lernen auf. Die ersten Grundlagen für eine Lernplattform waren vorhanden. Sie wurde unterstützt durch die praktische Präventionsarbeit. Die entwickelten Ideen wurden von der Leitung immer interessiert entgegengenommen.

Zu berücksichtigen war, dass die Umsetzung in einem kleinen Team erfolgt und nebst der geplanten Lernplattform viele andere Neuerungen in den einzelnen Fachgebieten (Pflege, Medizin) umgesetzt werden. Die Mitarbeitenden müssen daher in kleinen Schritten in diese Umstellung integriert werden.

Die Idee: Durch ein gut erarbeitetes Fundament kann ein sicheres Haus gebaut werden.

Man berücksichtigte, dass es bei der Einführung möglich sein sollte, bei positiven oder negativen Erfahrungen auch schneller oder langsamer vorangehen zu können.

3.3.2 INTERNE UND EXTERNE KOMMUNIKATION

Interne Kommunikation

In einem kleinen Spital ist die interne Kommunikation sehr sensibel. Die Informationswege sind kurz. Bei einem komplexen Thema muss die Kommunikation von der Fachperson mit der Führung sinnvoll strukturiert werden. Das Ziel muss klar abgegrenzt sein. Mit wissenschaftlichen Texten können aktuelle Probleme erarbeitet werden. Hilfreich sind konkrete Vorschläge und Demoversionen.

Externe Kommunikation

Durch eine offene und gezielte Führung und Unterstützung können aktuelle Themen wie die gezielte Medienarbeit im Spital angegangen und angepasst entwickelt werden. Ebenfalls ist es hilfreich, ein gezieltes persönliches Netzwerk zu pflegen. So können die eigenen Kompetenzen weiter entwickelt werden.

Aus eigener Initiative besuchte ich einen Publisher-Kurs bei der easyLearn, um ein konkretes Beispiel für das Basiswissen Neurochirurgie zu erarbeiten und der Leitung als Idee für webbasiertes Lernen vorzuschlagen.

3.3.3 INFORMELLE UND FORMELLE KOMMUNIKATION

Das Thema meiner Präventionsarbeit „Wissensmanagement im Spital" bearbeitete ich nach dem Studium im eigenen Interesse weiter. Im 2007 bin ich auf das Symposium „Angewandter Know-how Transfer und E-Learning im Gesundheitswesen" von der Firma SDN und dem Universitätsspital Basel gestossen, welches mich faszinierte. Mit diesen Kontakten konnte ich das Wissensmanagement weiterverfolgen. Leider konnte das vorgeschlagene Projekt im OPS Spital Zofingen damals aus Kostengründen nicht umgesetzt werden. Da mich die Arbeit der Firma SDN weiterhin überzeugt, versuchte ich als Fachverantwortliche durch wissenschaftliches Arbeiten in der Prävention einen Beitrag zur Weiterentwicklung solcher Projekte zu leisten. Ein nächstes Ziel ist für mich „mobiles Lernen im Spital". Dass ich dieses Ziel im Spital Zofingen platzierte, wurde von den Vorgesetzten aktiv mitverfolgt. Ich erarbeitete die Idee „Lernplattform Neurochirurgie" und formulierte die Projektvorstellung in 11 Schritten. Dadurch entstand der Einbezug der Informatik, um die Zielsetzung dieser Idee konkret als Input für das Intranet vorstellen zu können. Dabei ist der interne und externe Zugriff zu berücksichtigen. Ebenfalls informiert man sich über den Stand der easyLearn Plattform im KSA.

Durch die Annäherung an das KSA entstand ein Kontakt mit dessen Leitung Personal- und Organisationsentwicklung. Es ergab sich ein Austausch über das Thema Wissensmanagement und E-Learning.

3.3.4 Kommunikations- und Entscheidungsprozesse

Im 2012/2013 entwarf ich einen Fragebogen über mobiles Lernen für die Mitarbeitenden im OPS-Bereich zur Sensibilisierung des Themas „Mobiles Lernen", welches zu dieser Zeit in unserem Spital noch kein konkretes Ziel war. Auf diesen Fragebogen wurde aus zeitlichen Gründen und zur Schonung der Mitarbeitenden verzichtet.

Eine Literaturrecherche und eine Demoversion der Lernplattform anhand der Neurochirurgie sowie Gespräche mit dem Verantwortlichen der Informatik und der Leitung Pflege ergaben wertvolle Erkenntnisse. In einem weiteren Gespräch formulierte die Leitung OP und ich das Wunschziel der Lernplattform als Demoversion. Diese Demoversion wurde anschliessend mit dem Projekt Persönlicher Informatik-Arbeitsplatz angegangen.

In solchen komplexen Fällen ist es von Vorteil, die Kompetenzen und Grenzen der Mitarbeitenden in einem Spital einzubeziehen. Da die Lernplattform eine neue Entwicklung beinhaltet, muss die Zeit für den Lehr-/Lernprozess im Tagesgeschäft realistisch eingeschätzt werden.

3.3.5 Kooperation und Vernetzung

Der Wandel des Medienverhaltens in der Gesellschaft zeigte sich immer deutlicher. Anpassungen und Veränderungen wurden in allen Fachgebieten hervorgerufen wie z. B. im OPS und in der Informatik. Die Zusammenarbeit des Spitals Zofingen und des Kantonsspitals Aarau wurden gefördert und für beide Häuser eine gemeinsame Informatik realisiert. Auf dem ganzen Spitalareal steht nun ebenfalls WLAN zur Verfügung. Dadurch kann der Betrieb prozessorientiert und automatisiert ablaufen. Die Mitarbeitenden erhielten einen persönlichen Informatik-Arbeitsplatz. In diesem Arbeitsplatz stehen Möglichkeiten zum Lernen des Windows 7 und Office 2010 zur Verfügung. Diese können intern oder extern über ein persönliches Passwort besucht werden (vgl. Highlights 2014, spitalzofingen).

In diesem Arbeitsplatz können ebenfalls eigene Ideen kreiert und anschliessend der Leitung zur Begutachtung für eine fachliche Weiterentwicklung eingereicht werden. Dies ist eine Anpassung für die Ausbildung Fachfrau/-mann OP-Technik HF. Dadurch kann das Spital profitieren, da diese Studierenden ihre neu gelernten Ideen auch über die neuen Medien einbringen können.

3.3.6 Einflussfaktoren von Veränderungsprozessen

Bei jeder Veränderung muss die tägliche Arbeit neu organisiert werden können. Da die Zeit für Entwicklungen und Neuerungen nicht optimal geplant werden kann, ist der Arbeitsablauf in einem Spital mit Aufnahmepflicht nicht immer einfach. Allfällige Anpassungen müssen mit konkreten Beispielen vorgeschlagen, besprochen und umgesetzt werden. Dazu können ruhigere Zeiten sinnvoll genutzt werden.

Mit Motivationsunterstützung können auch bei einem neuen konkreten Ziel Hilfestellung geleistet werden. So wurde bei der Direktion des Bundesamtes für Gesundheit BAG festgestellt, dass die E-Health-Kompetenz der Gesundheitsfachpersonen durch die Bildung gefördert werden muss. Mit einem Leitfaden für E-Health werden die Bildungsverantwortlichen informiert. Es besteht die Möglichkeit, Lücken in der E-Health-Kompetenz aufzudecken und gezielt zu schliessen (vgl. Bundesamt für Gesundheit BAG, 2014).

Einen grossen Einfluss bei einem komplexen Projekt haben auch die Personalwechsel. So fiel der Wechsel des Informatik-Verantwortlichen in diese Zeit. Ebenfalls war es hilfreich, dass die abtretende Leitung Pflegedienst grünes Licht erteilte für das Pilot-Projekt der Fachverantwortlichen im Operationssaal. Somit konnte in der ruhigeren Sommerphase die Zeit genutzt werden für das nähere Kennen lernen der Lernplattform an einem konkreten Ziel.

3.4 Prozess des Lehren und Lernens mit Medien

Nach der Erarbeitung der Literaturrecherche wurde das Thema dieses Prozesses auf der operativen Ebene im Operationssaal bei den Fachverantwortlichen angegangen. Jede Fachverantwortliche bekam den Auftrag, einen Entwurf für eine spätere Lehrhandlung als konkrete Bildungssituation in einem Lernrezept zu erarbeiten. Anhand der folgenden Schritte wird dies beschrieben.

3.4.1 Aufbau eines didaktischen Designs

Anhand der integrierten Wissensmanagement-Architektur nach Riempp (vgl. 2.4.1) wird der Prozess in Inhalt, Zusammenarbeit, Kompetenz und Orientierung aufgeteilt. Dies wurde übernommen und wie folgt für den Aufbau der Lernplattform genutzt:

- Die Inhalte werden über die Fachverantwortlichen bestimmt mit den Zielsetzungen für Lernrezepte.

- Die Lernverantwortlichen unterstützen in enger Zusammenarbeit mit den Fachverantwortlichen der einzelnen Fachgebiete die Entstehung der Lernrezepte. Durch eine Rapportweitergabe unter den Lernverantwortlichen werden die

Fachverantwortlichen gezielt begleitet und beraten.

- Die elektronischen Kompetenzen werden durch die Lernverantwortlichen bei der Gestaltung der Lernrezepte praxisnah weitergegeben.

- Die Orientierung über den Stand der Plattform ist Teil der monatlich und vierteljährlichen OPS-Sitzungen.

3.4.2 Lehr- und Lernziele

Dieses Thema wurde anhand von realitätsnahen Situationen angegangen, um das selbstgesteuerte Lernen zu fördern. Jede Fachverantwortliche musste ein Lehr- und Lernziel in ihrem Fachgebiet aussuchen, um aus diesem Thema ein Lernrezept zu erarbeiten. Der Bedarf der Lernenden wurde anhand der Vielfalt der Bedürfnisse und Gegebenheiten in die Kompetenzerwartungen einbezogen. Die Zielsetzungen berücksichtigte die Lernergebnisse, die erreicht werden müssen. Ebenfalls wird selbstständiges individuelles Lernen erwartet, um sich auf die bevorstehende Arbeit im Spital Zofingen und die Umsetzung im Operationssaal vorbereiten zu können.

3.4.3 Einsatz und Gestaltung von Lehrmaterial

Die Lernplattform ist gedacht für die Studierenden und Mitarbeitenden im Operationssaal. Die Lernanleitungen enthalten kurze Lerntexte und entsprechende Bilder mit Wissensfragen zur Selbstkontrolle sowie Wissensaufgaben mit direktem Bezug zur Praxis im jeweiligen Fachgebiet. Die Plattform ist so gestaltet, dass jeder Mitarbeitende jederzeit Zugriff hat. Bei Beherrschung des gewünschten Wissens kann das Lernrezept jederzeit unterbrochen und bei Bedarf wieder auf den Lerninhalt zurückgegriffen werden.

Wirkungsvoll sind die Lernrezepte dann, wenn sie der Bezugsgruppe einen echten Nutzen bringen. Dazu gehört eine Struktur des Wissens, wie sie als Idee im Fachgebiet Neurochirurgie beschrieben wurde (vgl. Kap. 3.2.1). Vorgesehen ist, dass jede Fachverantwortliche in ihrem Fachgebiet eine entsprechend angepasste Struktur erarbeitet.

3.4.4 Förderung sachbezogener Lernprozesse

Zur Förderung der Lernprozesse für die Erstellung der Lernrezepte wurde ein Handbuch als Verbindung der OPS-Plattform und der E-Learning Plattform erstellt. Dieses dient der einfacheren Vernetzung von bereits bestehenden Dokumentationen und den zu erstellenden Lernrezepte. Dieses Handbuch fördert gezielt das Vorgehen „bottom up" und bietet den Lernenden eine Hilfestellung.

3.4.5 Begleitete Kommunikationsmassnahmen

Im Operationssaal ist es nichts Neues, das Wissen den Arbeitskolleginnen weiterzugeben. Trotzdem ist es eine Herausforderung, auf allen Ebenen den Studierenden das Lernen im Selbststudium über E-Learning auszuarbeiten und anzubieten. Es ist eine komplexe Situation, da über die Medien das Wissen zeitlich und örtlich beliebig greifbar sein muss. Dieses Wissen muss für die Studierenden visualisiert werden, damit sie sich in neuen Kontexten verständlich einlesen und weiterbilden können. Diese Begebenheiten fordern einen neuen Umgang im gesamten Team, da die Fachverantwortlichen eines Fachgebietes für das Schaffen einer neuen Lernatmosphäre zuständig sind. Dies ist oft eine Gratwanderung.

Dazu wird trotz selbstständigem Lernen ein Netzwerk benötigt, wo neue Elemente erarbeitet werden, wo Feedback gegeben und geholt und neue Kompetenzen entwickelt werden. In diesem Prozess muss den Lernenden und in den Lerngruppen individuell geholfen werden. Dies ist ein wichtiger Teil der Aktivierung und Betreuung der Lehrenden. Wie bereits erwähnt (Kap. 2.2.5.) sind Feedbacks, tutorielle Unterstützung und entsprechend eingerichtete soziale Räume hilfreich. Es ist in Betracht zu ziehen, dass diese Themen bei uns im Operationssaal Neuland sind.

3.5 Einführung des Pilotprojektes

Im Operationssaal nutzten wir die vorhandene easyLearn Plattform für die Veröffentlichung von Lernrezepten. Die Fachverantwortlichen im Operationssaal erarbeiteten solche Lernrezepte in ihren Fachgebieten nach selbstgewählten Zielvorgaben. Die Leitung OPS empfahl die Umsetzung im Rahmen eines Pilotprojektes.

3.5.1 Was ist ein Lernrezept?

Ein Lernrezept ist ein Puzzle von Wissen, das bereits existiert. Dieses wird in eine didaktisch korrekte Reihenfolge gebracht und mit Zwischenfragen und Übungen ergänzt. Der Fachexperte lässt zu jedem Lernschritt persönliche Instruktionen und Hinweise einfliessen. Es entstehen praxisbezogen Wissensobjekte (vgl. Whitepaper easyLearn, Version 4.8, S. 11).

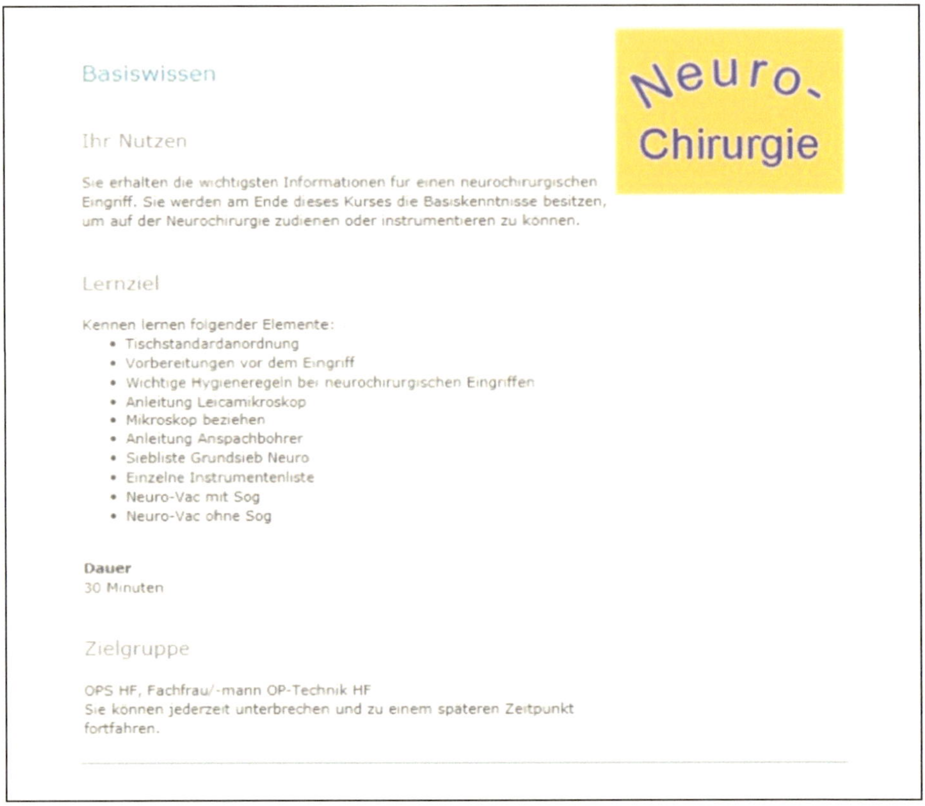

Basiswissen

Neuro-Chirurgie

Ihr Nutzen

Sie erhalten die wichtigsten Informationen für einen neurochirurgischen Eingriff. Sie werden am Ende dieses Kurses die Basiskenntnisse besitzen, um auf der Neurochirurgie zudienen oder instrumentieren zu können.

Lernziel

Kennen lernen folgender Elemente:

- Tischstandardanordnung
- Vorbereitungen vor dem Eingriff
- Wichtige Hygieneregeln bei neurochirurgischen Eingriffen
- Anleitung Leicamikroskop
- Mikroskop beziehen
- Anleitung Anspachbohrer
- Siebliste Grundsieb Neuro
- Einzelne Instrumentenliste
- Neuro-Vac mit Sog
- Neuro-Vac ohne Sog

Dauer
30 Minuten

Zielgruppe

OPS HF, Fachfrau/-mann OP-Technik HF
Sie können jederzeit unterbrechen und zu einem späteren Zeitpunkt fortfahren.

Abb. 16: Beispiel Wissensobjekt

Bei der Entwicklung eines neuen Lernrezeptes kann mit einer Vorlage das gewünschte Wissensobjekt mit den Elementen Nutzen, Lernziel, Dauer und Zielgruppe gestaltet und hochgeladen werden. Folgende Abbildung zeigt das Lernrezept „Basiswissen Neurochirurgie" mit seinen verschiedenen Wissensobjekten.

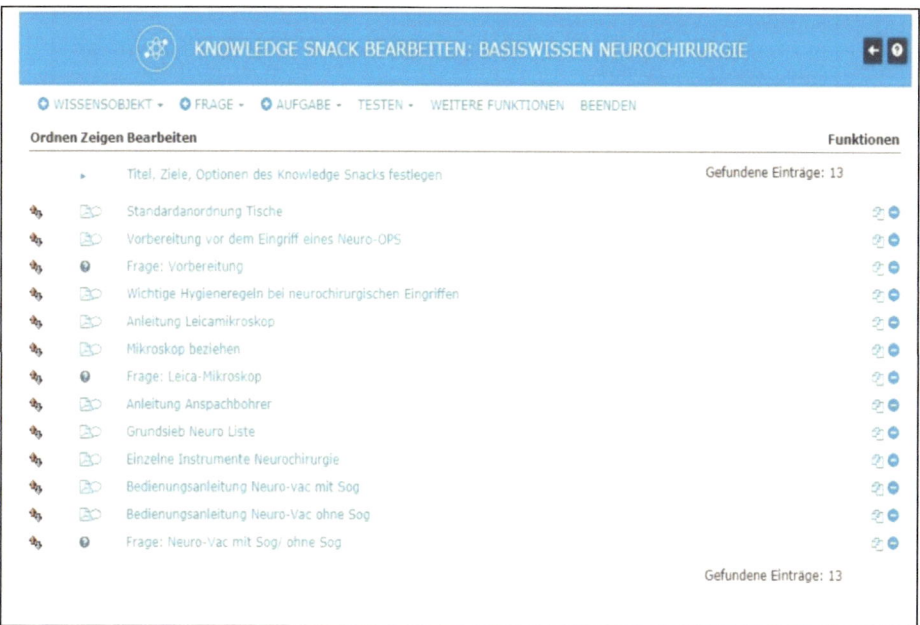

Abb. 17 Basiswissen Neurochirurgie

Anschliessend kann das Lernrezept mit den gewünschten Wissensobjekten ergänzt werden. Mit verschiedenen Vorlagen für Fragen und Aufgaben kann eine entsprechende Vorlage ausgewählt, ausgefüllt und hochgeladen werden. In einem Lernfenster kann das erarbeitete Lernrezept überprüft und getestet werden. Verschiedene weitere Funktionen wie z.B. Drucken des Lernrezeptes sind möglich.

Wer ein solches Lernrezept einträgt, ist „Publisher" (Autor) (vgl. Whitepaper easyLearn, Version 4.8, S. 15).

3.5.2 Ziel des Projektes?

Folgende Projektskizze zeigt auf, wie die Grundlagen für multimediales Lernen unabhängig von Zeit und Ort für das OPS-Team erarbeitet werden.

1.	Projektskizze/Lernrezept easyLearn
1.1	Grundzüge des Projekts
	Jede Fachverantwortliche erstellt ein Lernrezept in ihrem Fachgebiet. Ziel: Förderung des Selbstständigen Lernens für Mitarbeitende und Studierende.
2.	Projektbegründung
2.1	Ausgangslage
	Seit März 2014 besteht im Spital Zofingen die Möglichkeit, eine E-Learning Plattform zur Unterstützung des Lernens zu benützen. Jeder Mitarbeitende hat örtlich und zeitlich unabhängig Zugriff auf diese Lernplattform, um sich Wissen über die OPS-Pflege und die Organisation im OPS anzueignen. Über ein persönliches Wissensumfeld (my Workspace) besteht auf dieser Plattform die Möglichkeit, Wissensobjekte selber zu gestalten und mit den ArbeitskollegInnen wichtiges Wissen zu teilen. Diese Chance wird bis heute im OPS nur für die Wissensteilung über administrative Fragen verwendet (z. B. Office 2010 Einführung).
2.2	Projektbegründung
	Die Mitarbeitenden kennen die Grundlagen der easyLearn Plattform. Sie können ein Lernrezept in my Workspace erstellen und kennen den Weg zur Publikation. Sie kön-nen die Inhalte der Lernplattform an die aktuellen Praxissituationen aktualisieren.
2.3	Ähnliches Projekt
	Regalprojekt im OPS 2010/2011.
3.	Intendierte Wirkungen
3.1	Vision
	Jede Mitarbeitende hat örtlich und zeitlich unabhängig Zugriff auf diese Lernplattform, um sich Wissen über die OPS-Pflege und die Organisation im OPS anzueignen. Über ein persönliches Wissensumfeld (my Workspace) bietet diese Plattform die Möglichkeit, Wissensobjekte selber zu gestalten und mit ArbeitskollegInnen wichtiges Wissen zu teilen.
3.2	Ziele
	• 18. Juni 2015. Vorstellung anhand des Basiswissen Neurochirurgie. Dieses Lernrezept wird nächstens publiziert. • 18. Juni - 17. September 2015 Jede Fachverantwortliche formuliert ein Ziel für ein Lernrezept. • 18. September - 3. Dezember 2015 Die Fachverantwortlichen erstellen das Lernrezept.

Abb. 18: Projektskizze

3.5.3 Wie wird die Umsetzung angegangen?

Am 18. Juni 2015 wurde das Lernrezept „Basiswissen Neurochirurgie" an der Teamsitzung vorgestellt. Danach hatten die Fachverantwortlichen den Auftrag, weitere Ziele für Lernrezepte in ihren Fachgebieten zu formulieren. Anhand der Übersicht für ein Lernrezept wurde in Einzelschulungen die Zielsetzung direkt in der Plattform aufgezeigt. Einige Fachverantwortliche benötigten längere Bedenkzeit, um sich für ein konkretes Ziel zu entscheiden. Zur vorgegebenen Zeit legten die Fachverantwortlichen ihre Zielsetzung vor. Diese sind im folgenden Dokument allen Mitarbeitenden des OPS vorgestellt worden.

Zielvorstellung der Fachverantwortlichen für ein Lernrezept

Händedesinfektion Vorgehensweise für Studierende.
Grundlagen für Neurochirurgie Basiswissen, vertieftes Wissen.
Anleitung für alle Hernien-Zugänge und div. Hernien-Arten.
Zementierter Endoprothetik Schaft (Orthopädie/Traumatologie/Endokopfprothese). Anwendung des Vakuumzementsystems.
Liposuction richtig vorbereiten: • Lösung der Medikamente richtig zubereiten.   • Geräte korrekt bedienen, a) Pumpe, b) Micro Aire.
Anleitung zur eOpps-Bedienung.
Anleitung für Kopfabdeckung bei Septumplastik.
Anleitung für Haltbarkeit der Medikamente.
TOA und Studierende können auf Grund der Unterlagen und Lernfragen der Urologie sich selbständig vorbereiten und arbeiten zur Zufriedenheit der Belegärzte.
Trauma Basics nach AO. Bohren, Gewindeschneiden, kennen lernen der diversen Grössen.
Hysteroskopie richtig vorbereiten: • Benötigtes Material   • Geräte a) Rollenpumpe b) Laparaskopie Turm
Anleitung für die Chargenfreigabe Autoclaven

Abb. 19: Zielvorstellungen Lernrezept

In der Phase der Zielsetzung wurde festgestellt, dass die Zeit für die Umsetzung des Projektes knapp berechnet ist. Bei der Vorstellung der Ziele für die Erarbeitung des Lernrezeptes wird Raum für sorgfältiges Arbeiten geschaffen und die nächste Phase wie folgt formuliert:

- Ziel bis am 11. Dezember 2015: Stand des Projektes bekannt geben.
- An der Märzsitzung 2016 wird das Thema eines Fachgebietes präsentiert. Vorstellung des Weges zu einem Lernrezept.

3.5.4 WIE GELINGT DIE UMSETZUNG EINES LERNREZEPTES?

Sie haben sich für ein Ziel in einem Fachgebiet entschieden. Der Nutzen des projektierten Lernrezeptes entspricht ihren Vorstellungen. Zur Erstellung des Lernrezeptes bestimmen Sie eine Zielgruppe.

Mit dem Lernrezept kann wie beim Kochen vorgegangen werden. Es benötigt Zutaten. Diese Zutaten sind möglicherweise noch gar nicht vorhanden. Sie werden als Bild-, Word- oder PDF-Datei erstellt. Ein anderes Beispiel: Sie wollen ein Musikstück komponieren. Dieses besteht aus Einzelteilen. Noten, die Sie zusammenbringen und beliebige Tempi einbauen und zu einem fertigen Stück zusammenstellen.

Diese beiden Beispiele können mit hilfreichen Fragen und oder Aufgaben angereichert werden. Bei dieser Aufgabe ist es von Vorteil, sich das Ziel immer wieder mit dem Nutzen in der Praxis vor Augen zu halten. Die gewonnenen Kompetenzen unterstützen die Zielgruppe bei den ihnen zugeteilten Aufgaben.

3.5.5 WIE WERDEN DIE LERNREZEPTE GENUTZT?

Die OPS-Lernverantwortlichen entschieden sich, die Lernrezepte „Basiswissen" und „Vertieftes Wissen" der Neurochirurgie zum Testen bei den Lernenden der Schule HFGS in Operationstechnik einzusetzen. In der Testphase wurde wie erwartet das benötigte Wissen für den Einstieg in ein neues Fachgebiet aufgezeigt. Dadurch entstand bei der Vorbereitung eine vertiefte Fachdiskussion, die auch dazu diente, erste Fragen zu klären. Die praktische Umsetzung danach war für die Studierenden und die Fachverantwortliche recht einfach. Die Lernenden hatten einerseits bereits ein angemessenes Grundwissen und die Begleitperson konnte feststellen, dass die Lernverantwortliche bereits in der vorbereitenden Lernphase gute Arbeit geleistet hatte. Dies zeigte den Lernerfolg für alle Beteiligten nach der praktischen Anwendung auf. Wenige Tage darauf wurde von den Studierenden der zum Bearbeiten eines Lernrezeptes erforderliche Zugang zur Wissensplattform zur Vertiefung des entsprechenden Wissens nachgefragt.

Es entstand eine Wechselwirkung zwischen Anwendung in der Praxis und dem theoriebezogenen Lernen.

3.5.6 WIE IST DAS WEITERE VORGEHEN NACH ENTSTEHUNG DES LERNREZEPTES?

Da die Publikation noch nicht klar geregelt ist, wurde ein Vorschlag für die Verantwortlichkeiten im Spital erstellt. Die Dreiteilung nach Pädagoge Pestalozzi ist Ziel für Autonomie in der Gesundheitsförderung. Sie wurde als Anregung wieder aufgenommen und wie folgt vorgeschlagen:

- Durch die Leitung einer bestimmten Abteilung/Station (Herz)
- Durch die Informatik (Hand)
- Durch die Personalverantwortung (Kopf)

Verantwortlichkeiten E-Learning Plattform im Spital

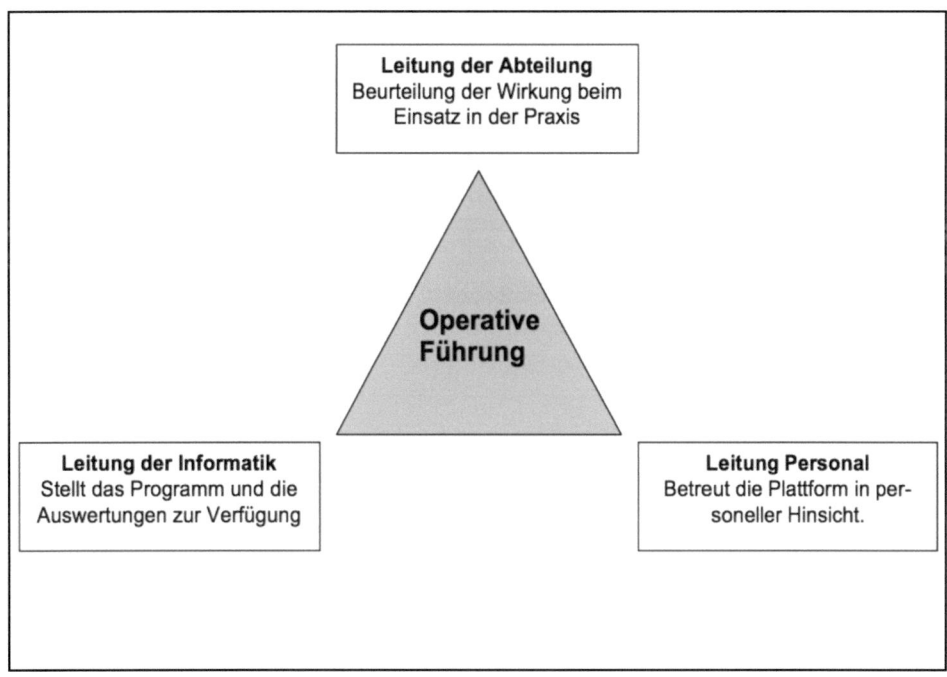

Abb. 20: Operative Führung einer E-Learning Plattform

Aufgaben Leitung Abteilung

Kontrolliert die E-Learning Plattform aus fachlicher Sicht.

Anregungen für Verbesserungen und Neuerungen.

Evaluation einleiten.

Entwicklung der Mitarbeitenden beraten und anleiten.

Aufgaben Leitung der Informatik

Verwaltet Kursteilnehmer.

Importiert und verwaltet Kurse in easylearn.

Erstellt und verwaltet alle in easylearn erfassten Communities.

Aufgaben Leitung Personal

Stellt Personaldaten zur Verfügung.

Personenbezogene Auswertung.

Erarbeiten von Vorschlägen für Wettbewerb oder Bonus.

3.5.7 Wie werden die Lernrezepte überprüft?

Die Entwicklung der Lernplattform im Spital Zofingen ist in der ersten Phase der Umsetzung noch nicht soweit fortgeschritten, dass die Lernrezepte nach der Erstellung sofort publiziert werden können. Die OPS-Lernverantwortlichen entschieden, die Lernrezepte der Neurochirurgie zum Testen bei Lernenden der Schule HFGS in Operationstechnik einzusetzen. Sie fanden bei den Studierenden guten Anklang. Es entstand eine Wechselwirkung zwischen Anwendung in der Praxis und dem theoriebezogenen Lernen.

3.6 Schulung der Lernplattform

Verschiedene Altersgruppen besitzen unterschiedliches Wissen und Erfahrungen. Im Projekt „Lernrezept erstellen" kamen die verschiedenen Kompetenzen der Fachverantwortlichen deutlich zum Ausdruck. In der heutigen Zeit ist es kein Problem, Daten und Informationen zu erhalten. Es ist jedoch unterschiedlich, wie wir zu Inhalten kommen, die relevant sind und zum praktischen Lernen genutzt werden können. Wir müssen neues Wissen erzeugen und uns dabei auf das Wesentliche fokussieren. Das ist nicht immer ganz einfach und benötigt neben dem erforderlichen Wissensstand auch Zeit.

So wurden in einer ersten Phase bei der Erstellung eines Lernrezeptes die Mitarbeitenden direkt begleitet. In dieser Phase bestätigte sich, dass das PC-Grundwissen sehr unterschiedlich ist. Als Mitarbeitende im Spital stehen wir vor der Herausforderung des elektronischen Patientendossiers. Eine Aufgabe der Lernplattform ist deshalb die Schulung der betrieblichen PC-Anwendungen und des Fachwissens.

Zusätzlich entschieden wir uns für eine Weiterbildung für alle Mitarbeitenden OPS und ZSVA über das Thema Lernplattform der Firma easyLearn. Diese Weiterbildung über die Erstellung von Lernrezepten wurde durch den Know-how Manager des KSA gehalten.

3.7 Evaluation der Lernplattform

Anhand der Lernrezepte zur Neurochirurgie „Basiswissen" und „Vertieftes Wissen" wurde die Wirkung in der Praxis getestet. Die Studierenden waren in der Lage, das Gelernte bei einem Eingriff anzuwenden. Sie konnten das erhaltene Wissen in der Praxis zur vollen Zufriedenheit umsetzen.

Da die Lernplattform zu wenig fortgeschritten ist, wurde auf eine sofortige Evaluation verzichtet.

3.7.1 Zusammenfassung anhand der Hypothesen

Der Persönliche Informatik Arbeitsplatz im Lernmanagementsystem „easyLearn, my Workspace" zeigte die Stärken und Schwächen im Prozess „Lehren und Lernen" auf. Durch die Definition eigener Ziele werden nebst den digitalen Kompetenzen auch die Inhalte der Fachgebiete neu erarbeitet und zum Lernen den Zielgruppen zur Verfügung gestellt.

Mit der Erarbeitung der Zielvorstellungen können neue Fähigkeiten entwickelt werden, die beim Arbeiten im Gesundheitswesen nützliche Dienste erweisen. Die einzelnen Mitarbeitenden können neue digitale Kompetenzen erlernen, die für die persönliche Entwicklung und für die Fachgebiete im OPS wertvolle Dienste erweisen. Die Projektauswertung ergab folgendes Bild:

- Genügende Motivation, Wissen mit einer anspruchsvollen Anwendung professionell weiterzugeben.

Eigentlich ist eine Lernplattform vom Team gewünscht. Trotzdem war anfänglich die Motivation für etwas Neues widersprüchlich. Es mussten zuerst Dokumente als Word-/PDF-Dateien sowie Fragen und Aufgaben erarbeitet werden. Das angestrebte Resultat war jedoch in der Plattform nicht sofort ersichtlich. Dies erforderte Geduld und Beharrlichkeit, um am Ziel festzuhalten.

- Der Kommunikationsfluss wird unterstützt durch alle Ebenen der Berufsgruppen.

Es ist grundlegend, dass der Kommunikationsfluss auf allen Ebenen geführt wird. Dies unterstützt die einzelnen Berufsgruppen im Alltag und bei der täglichen Arbeit.

- Bei Veränderungen in den OPS-Techniken und der OPS-Pflege zeigen IT-gestützte Lösungen sich als Mittel der Wahl.

In einem Team mit verschiedenen Mitarbeitenden aller Generationen im 24-Stundenbetrieb müssen die Informationen konsequent weitergegeben werden. Es gibt Momente, wo die Mitarbeitenden auf diese Hilfestellung angewiesen sind wie bei Nachtarbeit, wo keine Berufskolleginnen anwesend sind und Auskunft geben können. Ein grosser Punkt ist die Selbstverantwortung. Die Informationen auf einer Wissensplattform müssen aktuell gehalten werden.

- Durch die IT-gestützte Kommunikation und Dokumentation ist bei anfallenden Arbeiten im Operationssaal eine Entlastung zu erwarten.

Im Arbeitsablauf ist eine Entlastung zu erwarten, denn auch Studierende und neue Mitarbeitende können sich durch das E-Learning schon früh selbstständig die benötigten Informationen beschaffen.

- Die Mitarbeitenden brauchen Zeit, sich mit diesen Lerntools auf ihre vorgegebenen Arbeiten vorzubereiten.

Jeder Studierende und neue Mitarbeitende muss sich in der Anfangszeit mit E-Learning auseinandersetzen. Er wird vertraut mit dem elektronischen System und kann in immer kürzerer Zeit sein Fachwissen ausbauen.

- Durch die Dokumentation dieser Lernrezepte kann sich der Mitarbeitende grösstenteils selbstständig auf Standards und auf Neuerungen vorbereiten.

Es ist wichtig, die Grundlagen durch die Fachverantwortlichen erarbeiten zu lassen. Nach Einspielung dieses Systems können die Mitarbeitenden sich selbstständig auf neue Fachgebiete vorbereiten.

3.7.2 Ergebnisse des Projektes „Lernrezepte erstellen"

Erreichte Ziele:

- Zugang der Lernplattform „easyLearn" kennen.
- Die Mitarbeitenden haben einen Einblick in die Lernplattform erhalten.
- Erste Schritte zum Erstellen eines Lernrezeptes wurden in Angriff genommen.

Nicht erreichte Ziele:

- Es sind noch nicht alle Mitarbeitenden gleich motiviert, ihr Lernrezept zu erarbeiten, da ihnen zum Teil die PC-Grundkenntnisse noch fehlen.
- Die Lernrezepte konnten nicht publiziert werden.

Bemerkungen:

Zeitaufwand zum Kennen lernen der Plattform und zum Erstellen der Lernrezepte:

Bei der Erstellung des Projektes wurden die Zeitressourcen in Leerzeiten und in ruhigeren Arbeitszeiten genutzt.

3.7.3 EMPFEHLUNGEN

Aus den Erfahrungen des Projektes können folgende Empfehlungen abgeleitet werden.

- Fertigstellen der Zielvorstellungen der Fachverantwortlichen in Leerzeiten und ruhigeren Arbeitszeiten.
- Publizieren der erarbeiteten Lernrezepte.
- Planen von Weiterbildungen durch einen Mitarbeitenden der easyLearn zur Vertiefung eines gesteckten Schwerpunktes.
- Förderung der Peer to Peer Unterstützung bei Lernrezepten, da alle dieselbe Aufgabe haben und das gelernte Wissen teilen können.
- Fachverantwortlichen den Besuch eines Publisher-Kurses ermöglichen als individuelle Förderung und zur Unterstützung der Verbreitung von Lernrezepten.
- Planung einer Evaluation der Lernplattform im OPS als Standortbestimmung für das weitere Vorgehen anhand erarbeiteter Verbesserungszielen, z. B. nach einem Jahr.

Diese Empfehlungen beziehen sich auf das oben beschriebene Projekt. Sie können auch als allgemeine Richtlinien betrachtet werden.

4. Möglichkeiten und Grenzen einer Lernplattform im Spital

In diesem Kapitel werden die theoretisch erarbeiteten Kenntnisse und die weiteren Ergebnisse aus den Gesprächen zusammengeführt. Möglichkeiten und Grenzen einer Lernplattform werden aufgezeigt.

Eine Lernplattform ist ein langfristiges Projekt. Es ist eine grosse Herausforderung, eine solche Plattform zu erstellen, aktuell zu halten und alle Neuerungen im Spital immer wieder aufzunehmen. Wir haben in unserem regionalen nicht universitären Spital grosse Anstrengungen unternommen, um diese Plattform zu Bildungszwecken bei uns einzurichten. Bei diesem Projekt gingen wir in kleinen Schritten vorwärts.

Das Ziel ist, beim Thema „Gesundheitsförderung" auf das Maximum an Autonomie abzuzielen und dabei mit unserer Arbeit Verwirklichungschancen zu eröffnen (vgl. 2.1.4, Teil 2). So wird die pragmatische und praktische Arbeitsweise des Personals im Gesundheitswesen widerspiegelt.

Der Prozess des Lehren und Lernens mit Medien wurde neu überdacht und anhand der integrierten Wissensmanagements-Architektur nach Riempp in „Inhalt, Zusammenarbeit, Kompetenzen und Orientierung" aufgeteilt (vgl. 2.4.1. und 3.4.1, Teil 2), mit einer modernen Lernplattform erarbeitet und durch ein didaktisches Design vernetzt.

Bei der Erarbeitung der Lernplattform flossen die Perspektiven Technologie, Mensch und Organisation zusammen. Bei dieser Wissensarbeit entschied man sich, die Lernplattform anhand folgender Schwerpunkte einzuführen:

- sinnvolles informationstechnisches System.
- prozessorientierte Organisationsform.
- Mitarbeitende befinden sich in einem kontinuierlichen Lernprozess.
- im Mittelpunkt stehen die Wissensarbeitenden (vgl. 2.3, Teil 2).

Da bei einem solch anspruchsvollen Vorhaben immer wieder paradoxe Situationen zwischen Management und Wissensarbeitenden auftauchen, mussten die Strategien für kommende Generationen angepasst werden.

So entschieden wir uns, den Prozess bei der Drehscheibe des Geschehens zu starten. Dies sind die Fach- und Tagesverantwortlichen (vgl. 3.2, Teil 2). Mit dieser Personengruppe wurden die ersten Zielsetzungen für Lernrezepte erstellt. Dass diese Zielsetzung zeitgemäss erstellt werden konnte, war dank der guten Vorbereitung zusammen mit der OPS-Leitung in der ruhigeren Sommerzeit möglich. Die Zielsetzung wurde anhand der verlangten Kompetenzen erarbeitet. Dass in einer solch komplexen Herausforderung im Verlauf der Projektzeit immer wieder unvorgesehene Situationen auftreten, erklärt sich von selbst. Am Anfang eines Projektes kann nicht alles geregelt werden. Es ist aber wertvoll, wenn ein solch anspruchsvolles präventives Projekt vom Management mitgetragen wird (vgl. 3.3.1 bis 3.3.6 Teil 2).

Bei der Erarbeitung der Lernplattform im OPS zeigten sich Grenzen in Bezug auf eine fundierte Erarbeitung anhand der anschliessenden Schwerpunkte auf:

- Möglichkeiten gemäss Wissensstand der Mitarbeitenden.
- Veränderung des Zeitfaktors für Lehr-/Lernprozesse im Tagesgeschäft.
- Personalveränderungen auf den verschiedenen Ebenen.
- Generationsveränderungen beim Personal, bei all den verschiedenen Produkten und Kommunikationsmitteln.

Somit wird es auch eine Option zur Umsetzung eines Laufbahn-Portfolios für Berufslernende ermöglichen (vgl. 2.4.2, Teil 2).

5. ENTWICKLUNGSLEITFADEN MOBILES LERNEN IM SPITAL

In diesem Kapitel werden auf Basis der verschiedenen Theorien allgemeine Entwicklungstendenzen aufgezeigt und Gestaltungsempfehlungen beschrieben.

5.1 ENTWICKLUNGSTENDENZEN MOBILES LERNEN IM SPITAL

Durch die kommenden Neuerungen im Gesundheitswesen (E-Health-Strategie) und die Veränderungen mit dem elektronischen Patientendossier erwartet uns eine grosse Herausforderung im Spital. Es ist daher empfehlenswert, ein sinnvolles informationstechnisches System zu erarbeiten, um den Anforderungen des Wissens und den Kompetenzen in allen Fachbereichen gerecht zu werden. Von Interesse ist deren Zusammenhang, welcher eine grosse Bedeutung hat für die zukünftige Spitalentwicklung.

5.1.1 ANFORDERUNG AN DIE KULTUR EINER LERNENDEN ORGANISATION

Die täglichen Anforderungen im Spital lassen oft wenig Zeit übrig, um die zugrunde liegenden Prozesse und Abläufe zu überdenken. Trotzdem ist es grundlegend, die eigenen Arbeitsprozesse zu überdenken und bei Bedarf anzupassen. Zu diesem Zweck gibt es verschiedene Möglichkeiten:

- ausgelagerte Weiterbildungsangebote.
- technische Lösungen, die das bestehende Wissen abbilden und für andere verfügbar machen.
- individuelle Trainings.

Eine lernförderliche Arbeitsumgebung lebt vom Vertrauen. Fehler und Unterschiede dienen als Ausgangspunkt des Lernens. Ein wesentlicher Aspekt ist eine erfolgreiche Kommunikation. Es benötigt ebenfalls Reflexion und Optimierung der Handlungsabläufe in der Arbeit. Dazu können Leerzeiten und ruhigere Arbeitszeiten genutzt werden. Diese Anforderungen muss jeder Mitarbeitende in seinem Arbeitsfeld mittragen und sich mit seinen Talenten und Fähigkeiten entsprechend dem Team/Organisation beistehen.

Es ist wertvoll, wenn Manager Mitarbeitenden Fragen stellen und zuhören. Dies ermuntert zu Dialog und Diskussionen und spornt die Mitarbeitenden zum Lernen an. Erfolgreich ist, wenn Führungskräfte die Wichtigkeit eines Problems identifizieren, Wissen weiter geben und dies zu reflektieren deutlich machen (vgl Brall 2010, S. 149). All diese Punkte unterstützen die Kultur einer lernenden Organisation.

5.1.2 Leben und Arbeiten mit digitaler Kompetenz in der Informations- und Wissensgesellschaft

Die Digitalisierung der neuen Medien fordert von uns Kompetenzen als Schlüsselqualifikationen.

Wichtige Grunderkenntnisse sind:

1. Die richtige Auswahl von Informationskanälen.

2. Beim Thema „Information und Wissen" sind folgende Kompetenzen gefragt:

   • Bedarf an Informationen erkennen.

   • Informationen finden.

   • Informationen speichern.

   • Informationen zielgerichtet verarbeiten.

   • Informationen neu aufbereiten.

   • Informationen zugänglich machen.

Für jede einzelne Person ist es elementar, die Entwicklung weiter zu verfolgen anhand der folgenden Punkte:

• Darstellung der Informationen im Text, Bild als Audio-Beiträgen oder Videos bis hin zu 3-D-Objekten.

• Stichhaltigkeit und Wahrheitsgehalt muss kritisch hinterfragt werden.

• Durch die rasanten stetigen Änderungen der einzelnen Kanäle braucht es fortlaufende Entscheidungen, welche Kanäle nicht weiter zu verfolgen sind und welche neu dazu kommen müssten (vgl. Hartmann, Hundertpfund, 2015, S. 15ff.).

Die digitale Welt zeichnet sich durch ein grosses Mass an Komplexität aus. Dies erfordert einen Blick über den Gartenzaun. Daher sind nicht mehr Ressourcen gefordert, sondern Kreativität und Einfachheit.

Folgende Fragen sind dabei hilfreich:

- Welche Aspekte sind wirklich von Bedeutung für ein Produkt oder eine Lösung?
- Welche Möglichkeiten werden gewünscht und müssten priorisiert werden?
- Gibt es ganz einfache Lösungen, an die bisher nicht gedacht wurde?

„Im Vordergrund steht: Sich Gedanken zu machen über den Sinn und Zweck eines Produktes oder einer Lösung" (vgl. Hartmann, Hundertpfund, 2015, 128 ff.).

5.1.3 DIGITALE LEHR- UND LERNBEGLEITER

E-Learning

Die heutige Auffassung in der Erwachsenenbildung über E-Learning-Kontexte fasst Blatter folgendermassen zusammen:

- Selbstständiges und aktives Lernen fördern.
- Es geht um das Entwickeln von Kompetenzen und nicht in erster Linie um Wissensvermittlung.
- Grundlagenwissen lässt sich gut selbstorganisiert online aneignen.
- Als Unterstützung Präsenzunterricht zum Üben und Diskutieren nutzen.
- Dadurch erhält die Präsenzphase eine neue Qualität.
- Neue Medien nutzen zur Vertiefung des Unterrichtsmaterials.
- Durch die neuen Medien können gute ansprechende Medienkompositionen erstellt werden.
- Durch die eingefügten Fragen können die Antworten direkt kontrolliert werden (vgl. Blatter 2015, S. 14ff.).

Vernetzung, wechselseitiges Lehren und Lernen

Für Lernende ist es wichtig und richtig, ganz **formell** zu einer Gruppe/Klasse zu gehören. Dadurch kann das klassenspezifische Kollektivwissen zusammengetragen und genutzt werden.

Beim **informellen** Lernen können Lernende auch Vernetzungen ausserhalb dieser Lerngruppen suchen und dabei Lernen. Dazu braucht es verlässliche und qualitativ stimmige Netzwerke. Diese Arbeit endet hinsichtlich des lebenslangen Lernens nie.

Lernende tragen bereits die **Eigenverantwortung**:

- Lernende sollen mit gesetzeskonform bestehenden Audio-, Video- und Bildmaterialien umgehen können.

- Sie entscheiden, unter welchen Bedingungen Material zur Verfügung gestellt wird.

- Über das Thema Datenschutz ist Informations- und Sensibilisierungsarbeit zu leisten.

- Lernende können kritisch die Qualität von Informationen im Internet beurteilen (vg. Hartwanger, 2015, S. 72ff.).

Wichtige Aspekte im **Peer Learning** sind:

- Lernen durch Lehren, Kooperation und Kollaboration.

- Feedbacks durch Peers sind oft wichtiger als jene der Lehrenden.

- Gegenseitige konstruktive Feedbacks geben, dadurch werden Ergebnisse überarbeitet.

- Direkte Feedbacks regen zu anderen Perspektiven und Denkweisen an.

- Sehr hilfreich sind Feedbacks bei der Entwicklung von Problemlösungsstrategien (vgl. Hartwanger, 2015, S. 75).

Kursleitung

Anhand der Abbildung „Wissensebenen" (vgl. 3.2.2, Teil 2) wird die Lehrverantwortliche schematisch dargestellt:

- Die Aufgaben der Lehrverantwortlichen sind Unterstützen, Begleiten und Beraten. Fachfragen gehen an die Fachverantwortlichen.

- Die Lehrverantwortlichen erarbeiten mit den Teilnehmenden persönliche Ziele.

- Die Lehrverantwortlichen beantworten Fragen in Bezug auf die Erwartungen.

- Die Lehrverantwortlichen werten am Ende eines Lehrgangs die Erwartungen und Ziele mit den Teilnehmenden aus (vgl Blatter, 2014, S. 61).

Mobile Learning für Lernende

Die Zielgruppen werden bei Projekten nach Frohberg (vgl. 2.2.1 und 2.2.2 Teil 1) anhand der folgenden Abbildungen in Lernziele vom Lernen im Kontext und in Zielgruppen mit Lernziel eingeteilt.

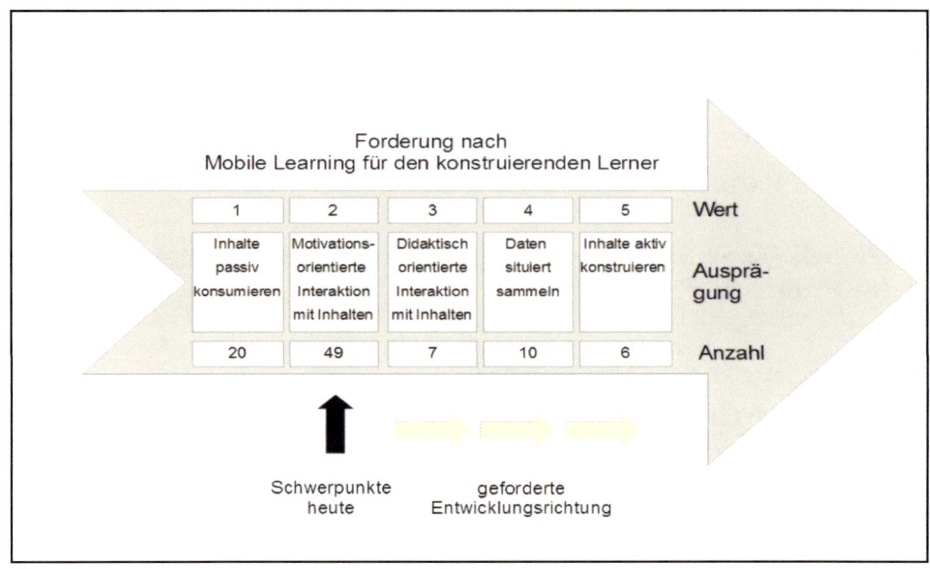

Abb. 21: Frohberg 2008, S. 392, Forderung nach Mobile Learning für den konstruierenden Lerner

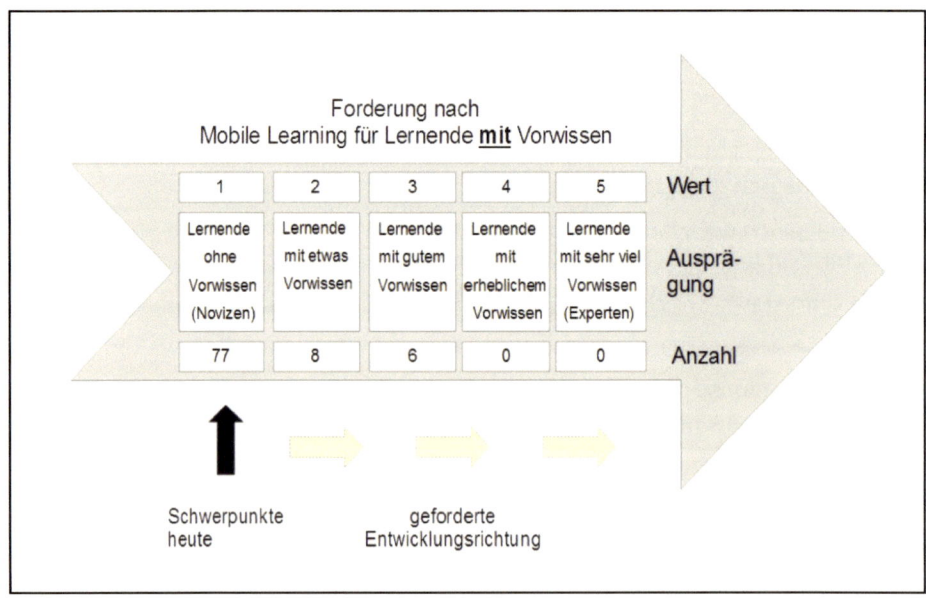

Abb. 22: Frohberg 2008, S. 396, Forderung nach Mobile Learning für Lernende mit Vorwissen

So besteht nach diesen Ausführungen eine Einstufung der Entwicklungsmöglichkeiten.

5.1.4 Ausblick

Die heutige Situation in Bezug auf E-Health und Mobiles Lernen wird nicht still stehen. Vergegenwärtigen wir uns die vier Handlungsfelder im Bericht „Gesundheit 2020" (vgl. 2.1.2, Teil 1).

Die Gesundheitsversorgung wird durch die digitale Revolution über kurz oder lang erheblich verändert werden. Schmid definiert vier Problemfelder, die im Vordergrund stehen, als komplexe Vorhaben:

•**Zusammenarbeit:** Organisationsübergreifende Abläufe müssen erstellt und akzeptiert werden. So können sie elektronisch abgebildet werden.

•**Datenschutz:** Medizinische Daten müssen geschützt werden und zur richtigen Zeit am richtigen Ort verfügbar sein.

•**Finanzierung:** Die Infrastruktur kostet sofort, der Nutzen folgt mittel- und langfristig. Gute Ideen sind gefragt für den Anschub.

•**Von oben oder unten?** Es braucht Initiativen, die schweizweit operabel sind und ins föderalistische Gesundheitswesen passen.

Daher braucht es für die Umsetzung praktische realitätsnahe Projekte, die Rücksicht nehmen auf die politischen, kulturellen und organisatorischen Besonderheiten der Gesundheitsversorgung. Eine schrittweise Einführung erfolgt in unterschiedlichen regionalen und kantonalen Geschwindigkeiten (vgl. Schmid, 2015, S. 75f.).

Als Mittel zur Unterstützung der vier grossen Baustellen in der Gesundheitsversorgung ist ein E-Portfolio für eine Institution und jede Lernende in der heutigen Zeit des Aufbruchs angebracht (vgl. 2.4.2, Teil 2). Dies ist gedacht als Grundlage für die Erfassung von beruflichen Kompetenzen. Dadurch werden die Auszubildenden befähigt, ihre Kompetenzen selbstständig zu erfassen und zu reflektieren. Diese Kompetenzsammlung erfolgt nicht mehr isoliert, sondern als Bestandteil der Arbeit im Beruf.

Folgende Bausteine für ein transpartentes E-Portfolio sind hilfreich:

*   Die Beschreibung der Kompetenzen und Kenntnisse.

*   Reflexion der Kompetenzen in Form eines Vergleiches.

*   Nachweis der Kompetenzen in Form einer Dokumentation: Tätigkeitsdarstellung, Präsentationen, Teilnahmebescheinigung etc. (vgl. Brunner et al., 2014, S. 136).

Das E-Portfolio kann durch das Sichtbarmachen und die Dokumentation von mitgebrachten Kompetenzen als Grundlage für ein Gespräch im Anrechnungsprozess dienen.

Für diesen Prozess sind die Lernenden gefordert, ihre Kompetenzen zu reflektieren und sich damit auseinanderzusetzen, über was sie verfügen.

Für die Lernverantwortlichen oder Fachverantwortlichen bietet sich die Möglichkeit überblickartiger Einblicke in Kompetenzen und Arbeitsweisen der Lernenden zu geben. Dadurch wird in der Laufbahnplanung die detaillierte Geschichte für die Weiterentwicklung mitgebracht.

5.2 Gestaltungsempfehlungen für Mobiles Lernen im Spital

Folgende Hilfreiche Anregungen dienen als Gestaltungsempfehlung für die Entwicklung einer Lernplattform:

1. Für die Einführung von Mobilem Lernen ist es empfehlenswert, einen Dialog und Diskussionen zu pflegen, die das Lernen unterstützen und Verbesserungen anstreben (vgl. 5.1.1).
2. Ein realitätsnahes Konzept für sachgerechtes Mobiles Lernen wird erstellt und ermöglicht die Umsetzung in einer kompetent geführten Organisation (vgl. 3.2).
3. Die Ziele in der Lernplattform sind den Wissensebenen und den Mitarbeitenden angepasst (vgl. 3.5.3).
4. Je nach Spitalorganisation werden die Verantwortlichen für eine E-Learning Plattform festgelegt (vgl. 3.5.6).
5. Die Qualität der Lernplattform wird durch regelmässige Überprüfungen anhand von Kriterien evaluiert und demzufolge zeitgemäss weiterentwickelt (vgl. 3.7).

6. Rückblick und Zusammenfassung

Nach der Veröffentlichung des Buches „Wissensorientierte Spitalführung, effizientes Lernen und Arbeiten mit Computerunterstützung" im Jahr 2012 faszinierte mich die Idee „Mobiles Lernen im Spital". Ich entschied mich, diese Idee im Rahmen meiner Präventionstätigkeit für den Spitalalltag weiterzuentwickeln, denn es besteht der Bedarf an lösungsorientierten Anwendungen. Im täglichen Leben konnte beobachtet werden, dass die Aktualisierung der Software durch revolutionäre technische Möglichkeiten in atemberaubender Geschwindigkeit vorwärts gehen und ein technisches Zusammenwachsen entsteht. Dass das Vernetzen intern und extern eines Spitals nicht nur bei der Technik eine Herausforderung bedeutet, sondern ebenfalls auch beim Management einen Sinneswandel hervorruft, wurde bereits in der Literaturrecherche aufgezeigt. Es kam zum Ausdruck, dass die Fortschritte im Kommunikationsbereich Anpassungen an die heutige Situation sowie die Zukunft erfordern, um den demografischen Veränderungen in der Gesellschaft und den Bedürfnissen im Spital gerecht zu werden. Es wurde festgestellt, dass im Spital ein integrales Bildungsmanagement für alle Handlungsdimensionen und -felder hilfreich sein kann. Wichtig ist daher, dass die multimediale Funktionsvielfalt von verschiedenen Medien den Spitalalltag vorantreibt. Durch die Nutzung der Medien in der Gesellschaft wird indirekt das Gesundheitswesen gefordert, ebenfalls professionelle Dienstleistungen in Pflege und Medizin anzubieten. Der Anspruch an eine Spitalinstitution ist nach wie vor gut behandelt und gut informiert zu sein.

Glücklicherweise nehmen die Hochschulen der Schweiz die neuen Herausforderungen ebenfalls wahr und erarbeiten neue angepasste Bildungsgänge.

Aus den oben genannten Gründen sahen die Zielideen folgendermassen aus:

- Erarbeiten von wissenschaftlichen Grundlagen für „Mobiles Lernen im Spital".
- Vertiefung des mobilen Lernens mit Literaturrecherche und erarbeiten eines Konzepts für eine Pilotprojekt „Lernplattform OPS" mit einer praktischen Arbeit im Spital, beschrieben in Buchform.

Im ersten Teil dieses Buches wurden die Grundlagen für „Mobiles Lernen im Spital" erarbeitet. Durch die Definition „Mobiles Lernen" von Dirk Frohberg braucht es ein pädagogisches Geschick, um in allen Kontexten eines Spitals ein Umdenken zu bewirken und die Verhaltensänderung herbei zu führen. Der Rückblick und die Zusammenfassung des Teils eins sind im Kapitel 6 der ersten Hälfte des Buches beschrieben.

Im Teil zwei wurde mit den heutigen wissenschaftlichen Grundlagen der Gesundheitsförderung ein Konzept für eine E-Learning Plattform mit verschiedenen Wissensebenen erarbeitet. Anhand der Lernziele des Fachgebietes Neurochirurgie mit deren Wissensthemen wurde das Lehren und Lernen im Spital neu positioniert. Für die Umsetzung in einem Vorprojekt wurden im Team Zielvorstellungen für Fachverantwortliche definiert und mit den aktuellen gesundheitsfördernden Vorgaben angegangen.

Die nationale E-Health Strategie des Bundesrates des Jahres 2006 hat Spuren hinterlassen und wurde selbstverständlich weiter entwickelt. Ein Leitfaden des E-Health Bildungsverantwortlichen, erschienen im Jahr 2014, beschreibt eine einheitliche Basis in der Vermittlung der Gebiete E-Health und Grundlagen der medizinischen Informatik. In dieser Zeit hatten wir im persönlichen Informatik Arbeitsplatz des Spitals Zugriff auf eine Lernplattform. Dank der Unterstützung des Spitals wurden in kleinen Schritten etliche Fortschritte erzielt. Die Zielvorstellungen der Fachverantwortlichen konnten in einem Lernrezept angegangen werden. Da dies ein Bottom-Up Projekt war, musste der Vorschlag dieser Idee anschlussfähig in der bestehenden Spitalkultur integriert werden. Unklarheiten mussten geregelt werden. Für die operative Führung wurde ein Vorschlag für die Verantwortlichkeiten E-Learning Plattform im Spital erarbeitet. Dieses Projekt hatte im Operationssaal nicht erste Priorität und fiel in eine arbeitsintensive Zeit. Trotzdem wurde zur vorgesehenen Projektzeit mit Hilfe von Hypothesen eine Standortbestimmung erarbeitet. Anhand der gemachten Erfahrungen wurden Empfehlungen ausgearbeitet für die Weiterführung der vorgesehenen Projektziele.

Wie einleitend beschrieben benötigt dieser Wandel leicht verständliches Informationsmaterial, welches angefertigt und aktualisiert werden muss.

Wir stellten uns anfänglich folgende Fragen:

- Was heisst das, wenn man dieses Projekt aus der gesundheitsfördernden Sicht betrachtet?

Trotz Veränderungen hat der pädagogische Gedanke von Pestalozzi „Mit Kopf, Herz und Hand" auch heute seine Gültigkeit.

- Wo steht die Autonomie der PatientInnen, der Mitarbeitenden und den Fachpersonen?

Ob Patient, Mitarbeitende oder Fachperson soll jedes Individuum als eigenständige Persönlichkeit anerkannt werden.

- Wie kann mobiles Lernen umgesetzt und eingesetzt werden?

Es gibt heute eine Vielzahl von Möglichkeiten zum mobilen Lernen. Es ist grundlegend, sich den Rahmen im eigenen Kontext festzulegen und bei nötigem Bedarf diesen zu verändern und anzupassen. Dies kann zum Beispiel in einer neuen Lebensphase hervorgerufen werden. Weitere Möglichkeiten sind politische, kulturelle oder organisatorische Veränderungen.

Abschliessend betrachtet ist mit mobilem Lernen im Spital ein neues Zeitalter eingetreten. Die aktuellen Technologien und Medien müssen in den Alltag integriert werden. Wir stehen am Anfang einer Entwicklung, die weiter gehen wird. Unsere Ideen und Interventionen werden weiterhin gefragt sein.

7. LITERATURVERZEICHNIS

Blatter, M. (2015). Dank. In Blatter, M.; Hartwanger, F. (Hrsg.), Digitale Lehr- und Lernbeleiter. Mit Lernplattformen und Web-2.0-Tools wirkungsvoll Lehr- und Lernprozesse gestalten. (1.Aufl.) (S. 10-17). Bern, hep verlag ag.

Blatter, M. (2015). Lehrgang dank LMS. In Blatter, M.; Hartwanger, F. (Hrsg.) Digitale Lehr- und Lernbegleiter. Mit Lernplattformen und Web-2.0-Tools wirkungsvoll Lehr- und Lernprozesse gestalten. (1.Aufl.) (S. 59-67) Bern, hep verlag ag.

Brall, S. (2010). Arbeitsbegleitende Kompetenzentwicklung als universitäres Strategieelement. Norderstedt, Books on Demand GmbH.

Brunner, St.; Muckel, P.; Zawacki-Richter,O. (2014). Entwicklung eines ePortfolio-Tools zur Anrechnung von beruflich erworbenen Kompetenzen – am Beispiel eines Bacheler-Studiengangs „Business Administration". In Elsholz, Rohs (Hg.) E-Portfolios für das lebenslange Lernen, Konzepte und Perspektiven. (S.133-146). Bielefeld: W. Bertelsmann Verlag GmbH & Co. KG

Bundesamt für Gesundheit (BAG) (2014, 04.September), „Health"-Themen für Gesundheitsfachpersonen, Leitfaden für Bildungsverantwortliche. Gefunden im April 2014 unter http:// www.ig-health.ch/2014/08/12 pdf.

Bürki, L. (2005). Zukunftorientiertes Wissensmanagement-Fallbeispiel, „Innovationsmanagement". In Greulich (Hrsg.), Wissensmanagement im Gesundheitswesen. (S.71-115). Heidel-berg: Economia Verlagsgruppe Hüthig, Jehle Rehm GmbH.

Cendon, E. (2013). Weiterbildung im Wandel. Wissensmanagement. Das Magazin für Führungskräfte. 1/13, S.38-40.

Euler, D. &Hahn, A. (2007). Wirtschaftsdidaktik. Bern: Haupt.

Frohberg, D. (2008). „Mobile Learning". Dissertation Der Wirtschaftswissenschaftlichen Fakultät der Universität Zürich. Gefunden am 18.03.13 unter http://www.m-learning-frohberg-komprimiert.pdf

Hasler Roumois, U. (2013). Studienbuch Wissensmanagement. (3.Aufl.) Zürich: Orell Füssli Verlag AG.

Hartmann, W., Hundertpfund, A. (2015). Digitale Kompetenz (1.Aufl.) Bern, hep verlag ag.

Hartwanger, F. (2015) Vernetztes Lernen. In Blatter, M.; Hartwanger, F. (Hrsg.). Digitale Lehr- und Lernbegleiter. Mit Lernplattformen und Web-2,0-Tools wirkungsvoll Lehr- und Lernprozesse gestalten. (1.Aufl.) (S.72-76). Bern, hep verlag ag.

Hertlein, M., Smolnik, St. (2012). Erfahrungen aus fünf Jahren Benchmarking. Wissensmanagement. Das Magazin für Führungskräfte. 6/12, S. 28-30.

Mattig, T. (2014). Autonomie als Herausforderung für die Gesundheitsförderung, Gesundheitsförderung Schweiz, Arbeitspapier 19, Bern und Lausanne. Gefunden am 08.03.14 unter http://www.gesundheits-förderung.ch/publikationen/1401-gfh-arbeitspapier-19-autonomie.pdf

Niegemann, H.M., Domagk, S., Hessel, S., Hein, A., Hupfer, M. & Zobel, A, (2008). Kompendium multimediales Lernen. Berlin: Springer.

Reinmann, G. (2014). Lehren und Lernen mit Medien, Studientext Didaktisches Design. Gefunden am 25.10.13 unter http://www.weiterbildungsportal.ch/mas/ndkele/reinmann_studientext_dd_mai12.pdf

Schärli, M. (2013). Ergebnisse der Metakognition im E-Portfolio. Pflegewissenschaft 9/13, (S. 466-480).

Schmid. A. (2015). eHealth. In Oggier.W. (Hrsg.) Gesundheitswesen Schweiz 2015-2017. (5.Aufl.) (S. 67-76). Bern: Hogrefe Verlag

Schmid, R. (2013). Berufswahl- und Laufbahn-Portfolio, gut gerüstet für Beruf und Karriere. In Miller, Volk (Hrsg.), E-Portfolio an der Schnittstelle von Studium und Beruf. (S. 334-350). Münster: Waxmann Verlag GmbH.

spitalzofingen „Highlights 2014" (2015). (Hrsg.) spitalzofingen ag, Mühlethalstr. 27, CH-4800 Zofingen.

Wilke, H. (2004) Einführung in das systemische Wissensmanagement. Heidelberg: Carl- Auer Verlag.

SDN AG Solution Development Network; Whitepaper easyLEARN Version 4.8. Das Lernprozess-Unterstützungsprogramm, Obfelden, Schweiz;

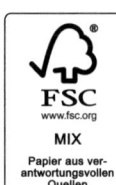